# 健康ありがとう

## 《活整氣康で甦る心と身体》

**氣には無限の癒しパワーが秘められている**

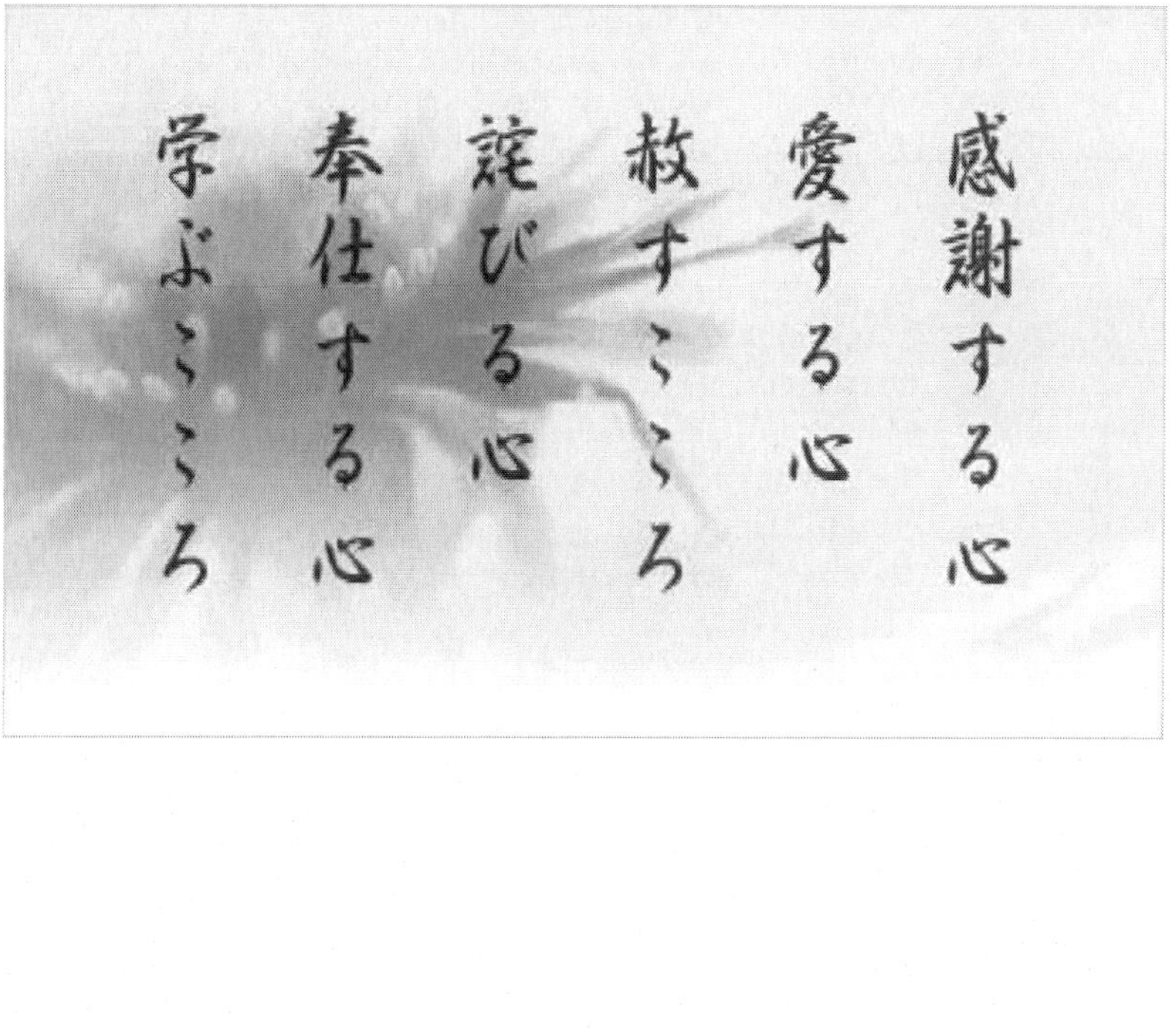

# 活整氣康法の心

氣の心は、愛であり祈りと奉仕、報恩の心で行う調和への道であります。愛と感謝の心で放射する氣が、人々の心身を癒す安らぎの光となるのです。健やかな人も、病める人も悩める人も、素晴らしい氣のハタラキを実生活に活かして、大切な人生修業と社会貢献を果たしていただきたいと願っております。

氣の威力や効用は、神秘でも不思議現象でもなく生まれながらにして誰もが持っている生命のハタラキであり、その昔、聖者と崇められたお釈迦様やイエス様が病める人々に対して、癒しの神業を起こしたのも、現代の私たちが癒しのパワーとして活用している氣エネルギーも、その根源は同質のものと思われます。

氣の操術は特殊な能力ではなく、自転車に乗ることや泳ぐことが、特別なことではないように、正しく学べば誰でも習得することができる大変便利な技能です。

活整氣康法の癒しの業は、怪我、病気などの肉体的トラブルから精神的なトラブルの解消までその応用範囲は無限にあり、様々な場面で活用することができるのです。

『氣散ずれば病』と言われるように、気の流れの良し悪しが健康を左右します。気の流れを促進してエネルギーを高めて、心身を甦らせ健康で幸せな生活を営むことは、すべての存在（自然界・先祖・両親・食物・社会）への供養と報恩となるのです。

## ◆第一〇章・活整氣康の稽古法



## ◆第一一章・治せない医療



## ◆第一二章・選択肢を誤るな



## ◆第一三章・ヒーリングの実例

## ◆第一四章・身体は喜ばない



## ◆第一五章・病人はお客様



## ◆第一六章・幸せの器



## ◆あとがき

# ◆はじめに

人は国籍や人種、思想や宗教が違っても、幸せでありたいと願う心は皆同じであります。そして健康でありたいと願う心も、全ての人類が共通の願いなのです。人が生涯をハッピーエンドで終えるためには、健康は不可欠です。

その願いもむなしく、文明が進化しても、医学が進化しても相変わらず病気が増え続けているのは悲しい事実であります。

死の病として恐れられている癌患者は、三〇年前の三倍に増えているのが現実です。

三人に一人が癌になると言われている昨今ですが、自分は癌にならない自信のある人が何人おられるでしょうか。手をこまねいていては、健康と幸せの切符を手に入れることはできないのです。

病気の原因の多くは生活習慣の誤りにあり、生活の集約が、健康や病気という答えとして現れているのです。何事にも必ず原因があり、原因のない結果は存在しないのです。各々が自覚して正しい健康管理を行なえば、生活習慣病を減らすことなどは、さほど難しくはないと思うのです。

日本は国民皆保険制度が整っており、病気になれば気軽に医療機関で診療を受けることができるので、病気に対する甘えがあるのではないでしょうか。これからは健康生活を維持したいなら、治療を受ければ簡単に病気を治して貰えるなどという甘い考えは捨てなければなりません。

栄養のある食物を喰えば、健康になれるという甘い考えも間違いだらけです。薬を飲めば病気が良くなるなどという甘い考えも、副作用で苦しむことになりかねません。

手術をすれば病気が治るという、甘い考えも医療過誤などの危険と隣り合わせです。

病気の多くは自分の生活習慣に原因があり、他者に依存する前に生活習慣の誤りを修正することこそ、病気克服の重要な鍵であることを、本書を通じて広く提唱できればと願っています。

医学者でもない私が、健康問題を述べるなど、専門家からお叱りも覚悟でありますが、医学に従事する医療者の多くは、人や身体を観ないで、症状だけを診て、医薬品や手術あるいは化学療法にのみ治療法を見出そうとしています。

最先端の医療で、助かる命がたくさんあることも事実ですが、医療の名の下で大切な命を落とす人や、副作用や術後の後遺症で苦しんでいる人たちが沢山おられるのも事実です。

本来は安全であるべき医療が危険を伴うのであれば、安心して治療を受けることさえできなくなります。先ずは毎日の生活習慣を正して、病気にならない身体を創ることが一番大切ですが、もしそれでも病気になれば、その病状に対して自分が何をしなければならないかを、よく考えることです。私の健康論は、難しい学問や科学的根拠は持ち合わせておりませんが、学問を超えた体験が有ります。

本書は、自らの体験を基にした健康法全般を記述しておりますので、気功に興味のない方にも、お役立ていただけるものと思います。

人は学問や知識で健康になることはできないのです。健康になるためには、身体の仕組みを理解して、具体的に正しく努力する以外に方法はありません。私が指導している活整氣康法も、各種ある健康法の一つですが、健康法と呼べるものは他にも沢山ありますので、自分に合うものを選べばよいと思います。

私たちは常に人の行為や思想を自分の物差しで、善悪、正誤、正邪などの判定をしながら生活をしています。議会制民主主義では、あらゆる取り決めは多数決で決められることになっていますが、多数意見が必ずしも正しいとは限らないのではないでしょうか。賛成反対の判定をする理由の多くは、正邪の問題よりも、それらにかかわる人々の利害関係が左右していることが、ほとんどであると思わねばなりません。

例えば、強烈な副作用のある抗癌剤も治療という名目で医師が処方すれば、患者が死に至っても罪になりませんが、素人が治療行為や薬の処方をすれば、患者の病気が良くなったとしても、医師法や薬事法違反で罰せられるのです。

結果の良し悪しに関係なく、善悪が最初から決まっているのもおかしな話であります。

最近は書店に行けば、様々な健康論を述べた書籍が並んでいます。『朝食を抜けば健康になれる』『朝食を食べれば健康になる』『水を沢山飲みなさい』、『水の飲みすぎは身体を冷やすので止めなさい』、『牛乳を飲めば骨粗鬆症になる』、『牛乳が骨を丈夫にする』、『玄米食を推奨する本』、『玄米食を非難する本』、などなどまったく正反対の説を唱えているものが多くあります。

このように諸説入り乱れて、情報が氾濫しております。どちらも医師や大学教授などの立派な肩書きのある人が書いているので、一方だけ読むと、それが正しいと安易に信じてしまう人がたくさんおられると思うのです。

まったく正反対の説が、両方とも正しいことなど有り得ないのですが、これらの情報の取捨選択を誤れば、正しいと思って間違った健康法を行うことになるのです。

実際に病気になり治療を受ける際に、どの治療法を受けるかによって経過が大きく違って参ります。いろいろな考え方があるなどと、呑気なことを言っている場合ではありません。

特に癌、難病など命にかかわる病気は、手術、薬物療法など、医師に薦められるままに全てを任せして科学療法を受けるのか、あるいは自然療法に徹するのか、判断の難しいところであります。

何が正しくて、何が間違っているのか、判断基準をブレないためには、常に正しい判断が出来るように、自分の健康は自分で護るという意識を持って、日頃から学んでおく必要があるのです。

病気治癒の原点である自己治癒力を高める療法や、病気を治すために必要な食事療法の指導などは、手間暇がかかる割には儲からないので医療機関では取り入れられないのです。

多くの患者は高度医療の名の下で、儲かる治療法、儲かる医療に誘導されてしまいます。

仮に患者が副作用で苦しんでも、病気が治らなくても、儲からない医療は抹殺されて、世の中は儲かる医療こそ医療の主流となっているのです。

本書は仕事や病気、怪我、氣康法など、私がこれまでに体験してきた、様々な出来事や気付きを、気の向くままに書き溜めたものを再構成したものです。

そのため各所に於いて、重複した内容もあるかと思いますがご容赦ください。

また、医学知識や医学的根拠の基づいた専門書ではありませんので、お読みになった方が一笑に付されるも、信じてくださるのもご自由ですが、本書を通じてご縁のできました皆様が、健康で幸せな人生を歩むために、お役立てくだされば光栄です。

二〇一四年一二月

岡田蔭國男

# ◆第一章・健康に生きるために

## 【長命と長寿】

人は誰もが健康でありたいと願いながらも、人生の中で病気や怪我など様々なアクシデントに遭遇します。昔は人生五〇年と言われておりましたが、今では八〇歳を超えて生きられる人の割合は、女性が七五％、男性は五〇％だそうです。

延命治療の是非は別として、医学の恩恵を受けて寝たきりにもかかわらず、いつまでも生きねばならないことが幸せかどうかは疑問の残るところです。人の命は　病弱イコール短命、健康イコール長命という図式は現在では成り立ちません。

病弱な人でも長生きすることもあり、頑健な身体の持ち主があっけなく死ぬこともあるので、健康と命の長さは必ずしも比例するものではありませんが、できることなら病気で苦しみながら延命されるような老後になることだけは避けたいものです。長生きはめでたい事だと言いますが、寝たきりの長生きなどは、誰も本心からめでたいと思わないのではないでしょうか。

人生が幸せであるためには、健康であることは大きな要件でもあります。

特に老齢期をいかに健康に生きるかは、本人にとっても家族にとっても非常に大切な課題であります。老人が老人を介護して介護する人が倒れる事もよくある話であります。

『笑って暮らすも一日、泣いて暮らすも一日』と言いますが同じ一日なら笑って暮らしなさいと言う教えであります。病気も同じで、病気の人生も、健康な人生も同じ人生ですが、その内容は大きく違ってきます。不健康の長命などは、むしろ不幸なのかも知れません。

老齢になれば体力が低下するのは仕方がありませんが、体力が低下した上に病弱では目も当てられません。老後をいかに健やかに過ごせるか、否かは、若い時から健康に対する心がけの違いが、大きいのではないでしょうか。

人生には様々な大切なことがたくさんありますが、健康の大切さに比べれば、仕事も勉強もスポーツも遊びも、それほど重要なことではないはずです。健康は日々の生活習慣や、心がけ次第で、健康度が大きく左右されることに間違いないのです。医学が進化して近代設備の整った大病院が全国に配置されているにもかかわらず、病気は一向に減る気配はありません。

病気治療のために薬を飲めば、副作用で二次三次の病気を併発する事も知られています。

病院も医薬品も私達の病気を治してくれる保証はありません。病院で治せない病気は簡単に『治りません』と宣告されてしまいますが、治せないと、治らないは意味の違う言葉です。

しかし病院では自分たちの治療技術で治せない疾患を『治りません』と無慈悲な宣告をされてしまいます。病院で『治りません』と宣告された症状が、私たちの氣康ヒーリングで完治、改善することはよくあることです。

医師という権威ある立場の人に『治らない』と宣告をされると、患者さんは治す意欲を失うので医師は安易に治らない宣告をすべきではないし、もし自分の治療技術で治す事が不可能なら、素直に自分の技能と知識では治せない旨を告げて、治る可能性がある他の療法を受ける選択をさせてあげるべきです。

『治りません』と言えるのは、いかなる治療法を用いても絶対治らないことが明白な疾患にのみ使っても許される言葉であり、自分たちの限られた技術や知識の範囲で『治らない』と判断をしてしまうのは慎まねばならないと思うのです。

なぜなら患者さんは治療法など何でも良いのであって、求めているのは治るという結果なのです。病院で『治りません』と宣告をされた患者さんは、本当に治らない病気なのか、単に今受けている治療法では治すことが出来ないのかを疑う必要があるのです。

医学や科学を絶対視していると、思わぬ落とし穴にはまることになりかねないのです。

病人の多くは、医師の気分を損ねてはいけないので逆らうことも出来ず、『すべて先生にお任せしますのでよろしくお願いします』と言うのです。特に副作用や後遺症の心配がある医薬品や手術は、慎重に対応しなければ、後で後悔することになりかねません。信じる心と疑う心と、相反する意識が必要なこともあるのです。

病院にとっては、その他大勢の患者さんの一人ですから、たかが一人の患者さんの病気が治る、治らないなど、それほど真剣には思っていないことを知らねばなりません。

## 【腑に落ちれば迷わない】

『五臓六腑にしみわたる』という言葉がありますが、五臓とは肝臓、腎臓、脾臓、膵臓、心臓の五つの臓器を指します。これらの五臓器は身体を解剖すれば、物質の臓器として確認することが出来るのですが、身体には物質として存在しないけれど、ハタラキ、として存在する、モノ、があります。

その代表的なものが六腑や第六感なのです。六腑とは、胆のう、小腸、大腸、胃、膀胱、三焦《さんしょう》を六腑と呼びます。物質臓器として存在しているのは五腑ですが、六腑（三焦）と呼ばれる臓器は存在しないのですが、重要なハタラキをするモノ、があるのです。

三焦とは、胸部を上焦、臍下を下焦、その中間を中焦と呼び、三焦は人体の営みが円滑になるためのハタラキをしております。

三焦のそれぞれの働きは、上焦は呼吸や循環に関わる機能、中焦は消化吸収の作用、下焦は排泄の働きをしているそうです。

三焦は現実には臓腑として存在しないにもかかわらず、鍼灸の世界でもこの三焦の働きを重んじてその経絡穴に治療を施しています。

解剖学では存在しない六腑の中の三焦ですが、三焦に大きな働きがあるという事を確かめるには、武道や氣康、呼吸法を少し勉強すれば良く判ります。武道や呼吸法では、三焦と同じ場所を丹田と言い、それぞれを上丹田、中丹田、下丹田と呼びます。通常は丹田といえば、下丹田を指していることが多いようです。また下丹田を氣海という呼び方も存在しているのですが、丹田も氣海も三焦と同じで臓腑として存在はしていません。

昔から『肚が座る』『肚を練る』『肚をくくる』などと言いますが、このときに使うハラは肚の漢字を用いるのが正しいのです。ハラ（腹）は、『腹が痛い』『腹黒い』などに用いる『腹』であり中焦を指し、『肚』は下焦すなわち下丹田を指します。これらを考えると、下焦、丹田、肚、氣海などの名称は、呼び方が違えども同じ部位を指しているものと考えることが出来るのです。

日本人は存在もしない臓腑をここまで大切なものとして、古代から言葉や治療法や武道に残してきたのは、それらの大切なハタラキを知っていたからでしょう。

現代人は溢れるほどの情報の中で生きているために、良し悪しは別にして沢山の知識を持っております。そしてその知識は頭、すなわち脳が覚えて、脳が考えて、脳が判断して、脳が何事も決めていると思っている人が多いでしょう。

氣康的に考えるならば、脳とは情報を処理する装置であり、味覚、触覚、聴覚、視覚、臭覚などの五感で情報をキャッチして、生命の危険から身を守り、日常生活を円滑に営むために働いていると思われます。これとは別に肉体感覚として存在しない感覚の第六感というモノがあります。

この第六感の働きをしているのが、三焦（丹田）ではないかと思います。人は嬉しいとき悲しいとき胸がこみ上げると言います。決して脳がこみ上げるとは言わないのです。

また胸騒ぎがするとも言いますが脳騒ぎするとは言いません。あらゆる感情を支配している本元は、物質としては存在しませんが、三焦（丹田）に納まっているであろうと思われる魂の働きであり、脳が感情を持っているのではなく、脳が処理した情報をもとに三焦の働き（魂）で最終判断をしているのです。

『腑に落ちる』、『肚が座る』あるいは『肚を据える』という意識も三焦（丹田）のハタラキです。『腑に落ちる』とは肚の底から納得することであり、その腑とは臓器として存在しない六腑（丹田）を指していることが分かります。

例えば、病人が『肉を食べると血液が汚れるので身体に良くない』『冷たいものは内臓を冷やすので良くない』と言われて、頭脳では理解しても腑に落ちていない人は、つい誘惑に負けてお肉を食べることもアイスクリーム食べる事も止められないのです。

アトピー患者さんが『ステロイドを止めない限り、アトピーは良くなりません』と聞かされて、一時的にステロイドを使うのを止めても、その反作用で症状が悪くなれば、また薬物に頼る治療に逆戻りをしてしまい、あの人が、『ステロイドを止めれば良くなる』と言ったのに余計に悪くなってしまったと、逆に恨み言まで言いかねないのです。せっかく正しい情報を入手しても、腑に落ちていなければ何の役にも立たないのです。

何故、腑に落ちないかと言えば、安易に人からの受け売りとして聞くだけでは、なかなか腑に落ちるまで理解吸収しないからです。

病院で手術を受けるのも薬を処方されて服用するのも、病人は医師の指示だけを頼りにして、受け入れているだけで、腑に落ちている人は少ないはずです。自分で学び、自分で体験して『腑に落ちる』ことが出来れば、食卓に美味しそうな料理が出されても、身体に悪いものであれば我慢して食べないのではなく、食べたくなくなるものです。多くの病気が、医薬品で治すことが困難であるという事実が腑に落ちれば、治療を医薬品に依存する甘えた生活から脱却して、迷うことなく生活習慣を正す健康法に切り替えることが出来るのではないでしょうか。

正しい情報を得て腑に落ちて肚が決まれば、迷いが無くなり希望が生まれて、絶対治す、必ず治るという不動心を持ち、日々の生活を正すことが出来ます。これこそ病魔と決別できる唯一の道なのです。病気も死ぬことも腑に落ちれば怖くないのです。

## 【原因を正す事が大切】

肩コリの人は時間とお金を使って、毎週のようにマッサージ等を受けに行きますが、いくらマッサージに通っても、肩こりは永遠に解決することはありません。肩こりを解決するには肩コリをしない体を創ることなのです。

痛みがあれば痛み止めを飲む、熱があれば解熱剤を飲むなどの対処療法は、その症状を抑制するだけであり、病気が解決した事にはならないのです。火災報知器の音がうるさいと言って警報機の音を止めても火事は消えません。火災報知器を止めるのではなく火を消すことが肝心なのです。

人はなぜ病気になるのでしょうか。世の中に起こる現象に原因のない結果はないと言われます。

病気は呼吸、飲食、睡眠、運動、意識、環境、感染など日常生活の間違いや、様々なマイナス要因が複合的に作用して発症します。

たかが肩コリも命にかかわるような病気も、必ず原因が在って起こるべくして起こっています。

病気の原因を正さずして、病気を治す事はできないし、もし薬などで一時的に病気を押さえ込んだとしても、却ってその病気を難治化に追い込み再発することは、よくあることです。

免疫療法で有名な安保徹医師の著書を読めば、生活の誤りが病気を作ると説かれています。

自分の生きかたを正さなければ病気は治らない、裏を返せば、生活を正せば病気にならない、あるいは病気に成り難いということです。

多くの人は病気が外からやってくる、病気になれば病気が悪いと考えるようですが、多くの病気は自分の内から育てているのです。

健康な人は、病源菌が体内に侵入しても体内で細菌が育たないので発症に至りません。

結核病院などに見舞いに行けば必ず結核菌を吸っていると思われますが、健康体であれば感染などしないのがその証拠です。

冬場ともなれば、人混みに出ると風邪のウイルスにも曝されます。寒さで風邪を引いた、誰々に風邪を移されたとも言いますが、健康体であれば、寒くても風邪引きの人と接触しても、風邪を引かないのは風邪のウイルスが体内で育たないからです。もし寒くて風邪を引くのであれば、冬場の北海道の人達は全員風邪を引くはずです。

病気を呼び込むのも、病気を遠ざけるのも、自分の生活習慣に原因がある事を自覚すれば、日々の生活を大切に出来るはずです。

## 【実践が最善の良薬】

私達の人生は毎日が選択の連続です。学校を選ぶ、友達を選ぶ、職業を選ぶ、伴侶を選ぶ、住居を選ぶ、洋服を選ぶ、食料を選ぶなど日常生活そのものが、選んだり選ばれたりしながら生活をしています。

好きで病気を選ぶ人は誰もおりませんが、健康を選びたくとも、物品を選ぶように単体で選ぶ事はできません。

生活そのものを健康志向に方向転換して、常に正しい選択をしなければならないからであります。環境問題などのように個人的に選択が難しい問題もありますが、食生活を含め生活習慣などは、自分の意思で選ぶ事ができる部分がたくさんあります。

健康を選ぶも病気を選ぶも自分の自由であり、病気の多くは自己責任と思わねばなりません。

呼吸も睡眠も食料も運動も想念も、全て自分で選ぶことが出来ます。

正しく選ぶ確かな知識を養うことも大切なら、行為として実践することはもっと大切なことでありお金もかからないのです。

呼吸、睡眠、食事、運動、想念、これは私が健康の基本として、教室で提唱している五項目ですが、題して健康五訓（お金の要らない健康法）と名付けております。

※（健康五訓については次の章で詳しく述べています。）

もちろん微細にはこれ以外にも、健康に大切な要件はあると思いますが、私達人間を動物として考えたなら、健康であるためには絶対欠かせない基本的条件であり健康生活を送るために、是非とも実践していただきたい、健康生活必須の課題であります。

日々の生活で誤りがあれば修正する、正しき事は実践継続してこそ最善の良薬となるのです。

## ◆第二章・健康五訓

人が健やかな身体と康らいだ心を保持することを健体康心と言い、その言葉が短縮されて健康という言葉が生まれました。したがって健康とは本来、心と身体の両面を指しているのです。

健康は世界人類共通の願いでありながら、医学の進歩をあざ笑うかのように、病気の種類も病人も益々増え続けています。

人が健康であるためには生活習慣を正す事が最重要であり、活整氣康法と併せて、健康五訓と題して【呼吸、睡眠、食事、運動、想念】の五項目を、お金の要らない健康法であると社会に提唱しております。副作用や医療過誤などトラブルが絶えない、他者に依存する医療や高額なサプリメントに頼ることなく、自らの生活習慣を改めて正しい健康管理を実践することこそ、健康への確実な近道であると思うものです。

### 健康五訓その一【正しい呼吸】

生物が生命を維持するために最優先で必要なのは呼吸であり、たとえ数分間の呼吸停止でも生命の危険が伴う事はご承知の通りであります。

肉体労働の少なくなった現代人は、自己の持つ肺活能力の一五％程度しか稼動させていないと言われております。浅い呼吸は血液中の酸素濃度を低下させ、免疫力の低下と身体エネルギーの低下を招きます。ほとんどの人が肺は胸部にあると思っているようですが、人間の肺は前面の胸部から脇を回って背部まであり、肋骨の内部は肺と心臓が詰まっています。

胸のみで行う浅い呼吸は、肺内の古い空気と新鮮な空気とのスムーズな入れ替えができず、血液中の酸素濃度が低下します。

酸素の不足した身体は、エネルギー不足となり次第に元気が失われます。

体内の酸素が不足すれば手足や各臓器に必要な酸素を供給するために心臓の負担が大きくなり、やがて高血圧を招きます。

それを抑えるために降圧剤を服用すれば、血液を必要としている末端まで血液が届かなくなり、認知症や血栓による心筋梗塞や脳梗塞など重大な病気を引き起こすのです。

街でよく見かける酸素ボンベを携行している人たちは、血液中の酸素濃度が下がり自己呼吸で必要な酸素を供給できないために、機械のお世話にならねばならないのです。

普段から腹式呼吸などを訓練して呼吸を深くしておけば、自己防衛できる病気はたくさんあります。東洋医学思想には、血液は氣血と言って栄養とともにエネルギーを運んでいるという考え方があり、血液は単に栄養補給だけの働きではないのです。

これらのことを考えれば、いかに呼吸が大切であるか、お分かりいただけると思います。

生きる為には最低限の呼吸は絶対必要であり、また正しい呼吸なくして、健康になることはできません。

呼吸を行うに当たって注意すべきは、日常的に鼻呼吸を意識することが大切です。

幼い頃から柔らかい食品ばかり食べていると、顎の筋肉が未発達で、いつも口を開けている人が多くなり口呼吸を行うようですが、口は話す、食べるための器官であり呼吸に適した機能は備わっておりません。

口呼吸は空気中にたくさん浮遊しているゴミやバイ菌を、何の防御もせずに肺までストレートに送り込みます。

また寒い季節には冷たい空気がそのまま肺に入ってしまうので身体を冷やしてしまいます。

鼻で行う呼吸は鼻毛、鼻粘膜などで外敵の侵入を防ぎ、鼻腔内では温度や湿度の調節までも出来る仕組みが備わっているのです。

人体にはそれぞれの役目があり鼻と口にはそれぞれ違う任務があるのです。

身体の仕組みを無視して日常的に口呼吸を行えば、病原菌の侵入する危険に何時も曝されてしまうので、良い呼吸法とは言えません。

横向きでの就寝も口呼吸に陥りやすくなりますので、枕はなるべく低くして上向きの正しい姿勢の就寝を心がけ、口呼吸をしないようにすることです。枕が低いほど身体の構造的に気道が開き易くなりますので、鼻呼吸に適していると言われています。口呼吸による数多くの弊害を説いた、専門医師による書物も出版されておりますので、お読みになると大変役立ちます。

人は口を開けていると唾液の分泌が悪くなり口腔内が渇きます。口が渇けば唾液による殺菌作用が衰え口腔内菌が繁殖して虫歯や歯槽膿漏など口腔内の病気になりやすくなるのです。

常に鼻呼吸を行い、口を閉じていれば、いつも口中は唾液で潤されて殺菌が行われています。

口中で余った唾液は無意識に飲み込んでいるので食物の消化を促す、殺菌をするなど唾液はいつも私達の身体を守ってくれています。

唾液は自己製造が出来る理想的な万能薬ともいえるのです。意識して口を閉じるだけで健康に繋がると思えば、これこそ究極のお金の要らない健康法であります。

緊張や恐怖など精神的な変化でも呼吸は乱れます。常にリラックスを心がけて、深く長くの呼吸を行えば身体も心も落ち着きます。

瞑想などで静かな呼吸をする事で精神の安らぎを得る事が出来るのは、呼吸は身体ばかりでなく、心とも深く結びついている事が判ります。

病気、発熱、過激な運動などで身体に負荷が大きくなれば肩呼吸、口呼吸、浅い呼吸、など呼吸が乱れて浅く速くなってしまうのです。

また怒り、憎しみ、不安、恐怖などの心の悩みも呼吸を乱してしまいます。

こうして呼吸は肉体と心（魂）のパイプ役として、酸素供給以外にも重要な役目をしています。人の身体は呼吸を整えなければ、身体も心も整えることが出来ない仕組みになっているのです。

人間の胃や心臓など殆どの内臓器官は大いなる意思に動かされており、自分の意思で止めることも動かすことも出来ませんが、肺だけは自律神経と自己呼吸を併用して動かすことが出来る臓器であり、深呼吸などで意識的に動かすことが出来るのです。

胃や肝臓など多くの臓器は、休息を与えることで元気になりますが、肺はしっかり呼吸をして動かしてやれば、鍛えることも出来るのです。

運動不足の人や常に口呼吸をしている人は、呼吸が浅くなり肺が退化して働きが悪くなってしまいます。息詰まり（行き詰まり）息止まり（行き止まり）を回避して息災（息の災いがなく健康なこと）に過ごしたいものです。

私たちは呼吸をしている限り、絶対に死ぬことはありません。呼吸は肉体と魂を接続しているロープですから、呼吸が止まれば肉体と魂の接続は切れてしまいますので、ソフト（魂）の抜けた肉体は死を迎えるのです。

今までの歴史上でも呼吸をしながら死んだ人は、誰一人としておりませんから、健康に生きるために正しい呼吸は最優先で大切なのです。

## 健康五訓その二【正しい睡眠】

昼行性動物は暗くなれば寝る、明るくなれば起きる、これが自然の姿でありますが、人類が照明を手に入れた事により夜更かしをするようになり、最近ではテレビやラジオの深夜放送、終夜映画、二四時間営業の様々な業種が営業しており、深夜族と呼ばれる人が多くなっているようです。

人が自然の摂理に逆らって長期間の夜更かしは、自然界の時計と体内時計のズレが生じて、やがて修正が効かなくなり、精神的障害を引き起こすばかりでなく、癌などの難病にもつながると考えられます。

脊椎動物である人間は二本足歩行をする事で常に重力に逆らわねばならず、ストレスを受け続けているのです。起きている時は寝ている時の重力の負荷が二倍にもなり、さらに労働や運動による負荷がかかります。一日の疲れを癒すのは、お酒や美味しいご馳走よりも骨休めなのです。

骨休めという言葉は、寝る事によって骨が重力のストレスから解放される時間が必要なことを教えています。

人体に大切な血液は、骨休めをしている時間に骨髄で造られると言う説と、腸で造られると言う説があり、どちらが正しいかは判りませんが、そのどちらで造られるにしても休息を与えてやらねば、骨も腸もしっかり働くことが出来ないと思われます。従ってしっかり骨休め、腸休めをすることは健康管理として最も大切なことであり、いたずらに夜更かしをするなどは、自己の体を犠牲にしていると思わねばなりません。

睡眠は量より質、深い睡眠が得られれば短時間でも良いという説には疑問があります。

睡眠時間は究極の骨休め時間であり、いくら熟睡しても、動物として必要な時間を確保しなければ、骨休めが出来ないので正しい睡眠とは言えないからです。健康を維持するには睡眠は質も時間も大切であることを知るべきです。

睡眠不足が高じると、血液の病気や精神的疾患に犯されるのは当然の事なのです。

元気な時に夜更かしを続けていた結果、鬱病になってから夜眠れないと相談される方が多いのですが、病気になったから眠れないのではなく、元気な時から夜更かしを繰り返して、昼夜逆転の生活を続けた結果、心身が自然界のリズムとの間にズレが生じて、修正の効かない時差ぼけが起きたと思えばよいでしょう。

病気になればいかにも病気が悪いように思っているようですが、一番悪いのは夜更かしばかり続けた自分なのです。

夜更かし、働きすぎ、飲みすぎ、食べすぎなど殆どの病気は自らの生活の誤りが、起因していると考えて間違いないようです。

睡眠は身体のエネルギーを高めるだけでなく、精神的エネルギーを充足させる大切な時間であります。真偽は確かめようもありませんが、睡眠中は意識が肉体から離れてエネルギーを補充するために、天上界の太陽を浴びに行っているという説もあるくらいですから、睡眠は精神的にも大切な時間です。早寝早起きと充分な睡眠を心がけることは、動物本来に必要な自然界の仕組みであり、健康維持に欠かせない条件の一つです。

子どもの頃、風邪を引いて、『早く寝なさい』と言われた事があるはずです。

昨今は、ネットでブログを書いている人が沢山おられます。癌患者さんの中にも『私は癌治療を受けているのですが、抗癌剤の副作用で悩んでいます』とか、『放射線治療でとても苦しい』など病気の悩みをブログに書いておられるのですが、その書き込みの時間を見ると、深夜に書かれている場合が多く見受けられます。

風邪を引いただけでも『早く寝なさい』と言われるのですから、命に関わる病気をしている人が、なぜ深夜まで起きてブログを書くのでしょうか。そこには、病気は病院や薬が治してくれると勘違いして、自己努力で病気を治すという意識の薄さが見て取れます。大切な自分の命や身体を、丸投げで他人に委ねる、愚かしい行為を犯しているのです。病気は自分で治さなければ治らないという自覚があれば、癌患者が深夜まで起きている事などあり得ません。

健康になりたい方は、早寝、早起きを心がけましょう。医薬品も病院も、私たちが期待しているほど、優秀ではない事を知っておかねばなりません。

## 健康五訓その三【正しい食事】

人は脊椎動物、哺乳動物、恒温動物であり、食生活の上では、草食動物であることを決して忘れてはなりません。

正しい食生活の基本は、自然界に学ぶ事ができます。虫は植物の葉を食い、鳥は虫や実を食い、草食動物は草を食い、肉食獣は狩をして肉を食う、これが太古の昔から変らないであろう、自然界で営まれている食物連鎖の掟であります。

総ての生命体はそれぞれが、自己能力で取得できる自然界に存在する範囲の食糧で生きています。本来は人間も野生動物と同じく、自分達の食糧のために、身体の能力以上の獣や大型魚を獲る事は出来なかったはずであります。

神様は、泳ぐ、飛ぶ、走るなどそれぞれの生物に生きる為に必要な能力を与えて、必要でない能力は与えられていません。それでも知恵ある人間は、様々な道具を使い、魚や鳥、獣を捕獲するようになりました。明治以降に西洋文化が流入して、肉食の習慣が次第に広まり、わずか一〇〇年ほどの間に日本人の食生活は大きく変わってしまいました。

今では草食動物としての食を忘れた結果が現代病を生んでいると言えるのです。

美味しいものを腹いっぱい食べて、肥りたいだけ肥って、膝痛、高血圧、糖尿病などで悩む前に、自己管理をしっかりしなければなりません。

草食動物にとっては、他動物の肉や乳を摂取する事は、本来身体に適合しない食品なので、排泄障害や血液の汚れなどが生じます。その結果が、多くの生活習慣病や難病を生み出しているのです。

また商業的作戦で、防腐剤、着色剤、甘味料など自然界に存在しない化学物質を、さも食品であるかの様に、食品添加物という名前を付けて毎日食べさせられている事も、病人増加に拍車をかけているのです。

私達は草食動物であるという原点に帰り、野菜、穀物、海藻、小魚など中心の生活を心がけて、可能な限り自然食を実践する事が健康への近道となるのです。白米、白砂糖、化学塩、肉、牛乳、インスタント食品、清涼飲料水、化学調味料なども良くない食品の代表です。

食品添加物や化学調味料は、自然界に存在しない加工品であり、自然界に存在しない物質を食品として摂取するのは、人間だけの愚かな行為であり、当然身体に良い訳はありません。

私達の身体は毎日の飲食物により創生されます、汚れた食品を食すれば当然のように血液も汚れます。汚れた血液は免疫力に乏しく、内臓の働きを阻害するばかりでなく、病原菌の体内繁殖を容易に許して、病気発症の機会を増やしてしまうのです。

また人間は哺乳動物であると同時に、恒温動物であることも、しっかり認識する事が必要であります。恒温動物は、常に一定の体温を維持することで健康を保てるようにできています。

体温が下がり過ぎても、上がり過ぎても限界を超えれば危険な事はご承知の通りです。

暑いときに飲む冷たいビールは確かに美味しいのですが、急激に内臓温度を冷やすので身体にとっては大きなストレスとなります。

いたずらに冷たい食品を飲食する事は、身体に大きなダメージを与えていることを知らねばなりません。食べすぎ飲みすぎも、内臓に過酷な労働を強いてストレスとなり、ストレスが重なれば癌などの恐ろしい病気の引き金となりかねないのです。

肉体労働の少なくなった現代人はエネルギーの消費量が少ないにもかかわらず、食べる量は昔と変わらず、朝昼晩の三食を休みなく食べています。消費の少なくなった分だけ摂取も減らさなければ、肥満が進んで慢性病のお手本みたいな身体になってしまいます。

肥り過ぎや慢性病を改善するには、朝食をやめることが一番簡単で確実に効果を上げることができる健康法です。身体も働き過ぎると疲労やストレスが溜まって、病気発症の原因になると同様に、胃腸を休ませなければ、肝臓、腎臓など他の臓器も休むことが出来ないのです。

毎朝の朝食を抜けば、半日は内臓を休ませることが出来ますので、疲れた内臓が回復して病気にならない身体を作ることができます。

健康であるためには、食生活は大変重要な課題であり、食べる内容、食べる量、食べる時間などにも健康が左右されるのです。

綺麗な空気を吸いたいと思っても、空気を選ぶことは難しいので、居住地の空気を吸わねばなりませんが、飲食物は自由に選ぶことができます。食品を選ぶ基準として、有名メーカー品が優良品と決め付けるのは早計であります。

有名無名にかかわらず、品質の良し悪しを識別できる勉強をする事も、これからは大変重要となります。

誰もが健康食品と思って疑わない梅干さえも、減塩するために防腐剤が使われ、美味しくするために、化学調味料が使用されているなど、私達の食の安全は各自が正しい選択をしなければ、安心できる世の中ではなくなってしまったのです。

健康を望むなら飲食物を正しく選択して、可能な限り、自然食、少食を実践して日々良好な排泄を心がける生活が健康への近道です。（血液は腸で造られる）という腸造血論者の千島博士は（菜食・少食・咀嚼）の三Sが大切であると教えています。

## 健康五訓その四【正しい運動】

スポーツは身体に良い、身体を鍛えて健康になろう、この言葉に疑いを持たれる人は少ないのではないでしょうか。本当に人は、鍛錬やスポーツをすれば健康になれるのでしょうか？

答えは正しくもあり間違いでもあります。

なぜなら身体に良いかどうかはその内容が大きく左右するからであります。

人の身体は鍛えれば強くはなりますが、強い事と健康は必ずしも比例するものではないからです。健康に良いと思って始めたジョギングやマラソンで膝を傷める、テニスで肘を傷める、ゴルフで腰を痛めるなど、スポーツで身体を壊している人の多いことも事実です。

特に学校で行なう運動クラブ活動は、異常とも思われます。子供達の身体の限界を超えて、長時間の練習を強いて、競争に勝つ事ばかりに必死になっている運動クラブ活動は、健康のためでも楽しむためでもなく、学校の名誉のために好成績を収めるためだけに頑張っているように見えるのです。競争を伴うスポーツは、勝ちたい余りに過剰な練習で身体を傷めることが多いので注意する必要があります。スポーツを愛好する人は、健康が目的なのか、強くなるのが目的なのか、その目的を見失わないで行なう事が大切です。

オリンピックを目指している人なら、無理な練習も仕方がないかも知れませんが、健康が目的で行なうスポーツであれば、決して無理はしないことです。体力の限界を超えた激しい運動や無理なスポーツは、身体に負担を掛け過ぎて、怪我や故障の原因になりますので自重するべきです。

人間の身体は骨と筋肉と水分で構成されていますが、運動機能はすべて筋肉運動です。

限界を超えて酷使すれば、これらの筋肉が硬化して様々な機能低下や、可動不良、痛みの発症などが起こります。肩コリ、腰痛などの痛みを伴う症状や、近視、花粉症、便秘など内科的病気も筋肉の硬化や変異が原因している場合が多いのです。また偏頭痛、耳鳴り、難聴、不定愁訴、更年期障害、尿失禁、頻尿、うつ病など筋肉に関係が無いと思われる症状でも、筋肉を緩めてやれば改善することから考えれば、多くの疾患が筋肉と密接な関係にあることが判ります。

病気の多くも筋肉が関与している事は、間違いありません。

呼吸、運動、消化、排泄どれをとっても筋肉のお世話になっていることが解ります。筋肉は運動機能の働きだけをしているのではないのです。

しかし日本の病院には筋肉科という診療科目が無いのです。これは現代医学の盲点だと思うのです。筋肉がX線撮影に不向きなことが、医学者が筋肉を研究の対象に考えない理由なのかもしれません。胃も肝臓も肺も心臓も筋肉である事を考えれば筋肉を無視しての医療はどこか矛盾を感じるのです。現代医学では筋肉が病気を引き起こしているという考えは無いようですが、病気の多くは筋肉の硬縮から始まります。

例えば腰痛や側湾症などは、椎骨の変異が原因であると言われますが、骨格の歪みが原因ではないというのが私の持論です。骨格が勝手に歪んだのではなく、骨格を歪ませたのは周囲に働いている骨格筋の硬縮に原因があるからです。

肝硬変も癌などの内科的疾患も、その部位の筋肉が硬化しているのがよく判ります。

さらに突っ込んで考えれば、その筋肉を硬くしてしまったのは、運動不足などの生活の誤りが、筋肉の硬化を助長させているのであります。

健康であるために運動が必要なのは、筋肉の老化、退化を防ぎ、柔軟な筋肉を維持するためには、運動以外に解決方法が無いからです。

健康のための正しい運動とは激しいスポーツでも筋力トレーニングでもありません。

(柔よく剛を制す)の言葉があるように剛は硬くて壊れやすいですが、柔は粘り強く壊れる事はありません。一見強いと思われる硬い岩石や鉄よりも、柔らかい風や水や炎などが強いことでも、ご理解いただけるのではないでしょうか。

氣康体操は、健康になるための条件を考慮して組み立てており、四肢の末端から体幹部まで、全身の筋肉を緩めることが出来ますので、毎日行えば、必ず予想以上の効果を得る事が出来ます。

## 健康五訓その五【正しい想念】

病気を作る要因として忘れてならないのが意識であります。精神世界を研究している人の説によれば、病気の七〇%は意識が作るとまで言い切っております。意識が作る病気は精神的障害だけでなくその影響は肉体にも及ぶのです。

私達の身体をパソコンに譬えるならば身体がハードであり意識がソフトに当たります。

いかに頑強な肉体の持主でも、眠っている時に襲われたらどうする事もできません。

睡眠中は耳元で悪口を言われても聞く事も出来ないのは、意識というソフトのスイッチがオフになり、肉体はただの肉塊に過ぎないので反応する事ができないのです。

手足を動かす事ができるのも、意識が働く事で可能となります。手足が勝手に動く事はできないのが私達の身体です。身体を動かすには、動かすという意識を働かせなければ身体は動かないのです。身体を操縦しているのは身体ではなく意識なのです。

宗教用語に霊主体従という言葉があるように、従である肉体は主となる意識の働きによって肉体としての用を足すことが出来るのです。

運動系の筋肉である髄意筋は、自己の意識で動かすことが可能であり、不随意筋といわれる生理的筋肉は自律神経が司り、神の意思とも思える、私達の想像を超えた大いなる意識で動かされていると思われます。いずれにしてもこの肉体は何らかの意識なくして、働くことが出来ないのは明らかであります。身体の主導権を持っている意識が、正しく働かなければ、その命令下に置かれている肉体も正しく働く事が出来ません。

肉体と意識は、良い時も悪い時も密接に影響を受け合い、お互いが共鳴し合っているのです。

私たちは意識よりも容姿、食欲、性欲、快楽、病気、痛みなど肉体の情報に左右されることが多く、肉体が本来の自分であると思いがちですが、本当は意識（魂）こそ本来の自分自身であると、多くの精神世界の指導者が教えています。

密接に影響される心と身体は、身体の調子が悪くなれば心も憂鬱になり、身体の調子が良い日は心も元気に晴れやかになります。精神的に落ち込めば身体も元気がなくなり、嬉しいときや楽しい時は、身体も軽やかになるものです。

胃が悪い、胃が悪いと毎日思っている人はいつまでも胃が良くならず、肝臓が悪い悪いと言っている人の肝臓は、いつまで経っても治らないのです。そこには自分が胃や肝臓が悪いというエネルギーを、想念と言葉で毎日撒き散らしているから、肉体細胞が敏感に感じ取って、そのようになっていくからです。

人間関係でも自分の思い通りにならないと人はストレスを感じます。まして人から悪口を聞かされるとか、損害を被った時なども、憎悪の念を燃やす事になります。

こうして私達は自分の意に沿わない事には、恨み、憎しみ、怒り、妬み、殺意、不平、不満、不足、など悪想念のマイナスエネルギーを撒き散らしてしまうのです。

これらのマイナス意識は精神的トラブルだけでなく、身体にも大きな影響をもたらします。

特に難病と言われる病気ほど意識が関与していると思われるのです。自分の意に沿わない事柄も、受け入れる側の受容能力が小さい為に、すぐ心を乱してしまうのです。

怒り、憎しみ、不平、不満、雑言、マスコミから流れてくる事件や事故などの、暗いニュースは、見聞きする度に私たちの意識界の毒になります。毎日のように周囲から溢れるばかりの心の毒が、撒き散らされてくるのです。

これらの毒を食べないようにするのも人生勉強であり、丹田に氣を収めて心と身体の調和と平安を保ち、心身を害する毒を食べないように心がけねばならないのです。

健体康心という健康の語源から解釈すれば、いかに身体が頑強でも心が平和でない人は、真の健康とは言えません。

毎日の生活の中で、反省すべきは反省をして、赦すべきは赦し、迷惑をかけた人には素直に詫びるなど、偏らない心を生活の指針として生きてゆきたいものです。

感謝する心、愛する心、赦す心、詫びる心、奉仕する心など、私達の戒めになる教訓はたくさんあります。毎日を感謝の心で、笑って慶びの生活をすれば、健康への扉が開けるのです。

# ◆第三章・想念の世界

この章は、特異な環境下で過ごした青春時代を経て、地獄や天国の存在を知るに至った経緯を、私の実体験として記しています。

怒り憎しみ、恨みなどの、邪悪な想念は、健康を阻害するばかりでなく、相手を責める意識が強いために、争いを引き起こす原因にもなります。

肉体的に悪事を働けば、法によって罰せられる、また罪に問われないまでも、世間体が悪いなどの制約があります。

一方、自由自在に働かすことが出来る意識は、何をやっても罰則も世間体もありません。

意識の使い方次第で、暗い世界にも光明の世界にも、簡単に通じることが出来てしまいます。

自由であるがゆえに扱いが難しい想念を、正しく働かせる勉強をするために、人生修業を与えられているのかも知れません。

## 【暴力団とのかかわり】

私は一九四五年徳島県の山村で、三人姉兄の末っ子として生まれ、電気以外はすべて、自給自足しなければならない貧しい村でしたが、恵まれた自然と、助け合いや思いやりの精神に富んだ、平和そのものの村でありました。家族は老齢の祖父と母親、八歳年上の姉、三歳年上の兄と私の五人家族でありました。

当時の私の村では跡取りをする長子以外は、中学卒業と同時に、殆どが京阪神に働きに出るのが当たり前の時代でありました。

裕福な家庭の子供は、高校に進学する事もありますが、高校進学が出来る子供は、クラスでも一〇％ほどの少人数に限られておりました。

私の家は母子家庭ですから、私を高校に行かせる余裕が無いことは、はじめから判っていたので、中学三年になり就職するのか進学するのかの進路の選択に迷う必要もなく、職安の職員に薦められるままに就職先が決まり、一九六〇年中学を卒業と同時に一五歳で大阪の紳士服店に就職をしたのです。

ところが、私が住み込みで就職をした店の地域は、大阪の人でも怖がって近づきたくないという、暴力、麻薬、売春、賭博など何でもありの半ば無法地域だったのです。すぐ近くには三年前に売春防止法で廃止になったばかりの遊郭がありました。その周囲を女郎さんたちが逃げ出せないように、高さ三メートルもあるコンクリート塀で囲んだ、隔離された世界が残っておりました。

遊郭のある公認売春地域を赤線と言い、その頃の地図には赤い線が引いてあったそうです。

またその周辺一帯には青線と呼ばれるヤミの売春施設や、〇〇組と代紋を掲げた組事務所が至る処に点在していました。その地域一帯には一五〇軒もの暴力団組事務所があると言われていました。

深夜になると、他の地域なら映画のシーンでしか見ることのない、着流しで日本刀を腰に差した人が歩いているのをよく見かけたものです。

大阪に来て一週間目の日でした。自転車で信号待ちをしていると、二人のチンピラに囲まれて『金を貸せ』とすごまれて『金は持ってない』と答えると身体検査をされたのですが、本当にお金は持っていなかったので殴られることはありませんでした。私のポケットに入れてあった、故郷の姉から届いたハガキを見たチンピラが『俺の親父も徳島なんや、ここら辺で悪い奴にやられたら俺に言って来い』と言うのです。

悪いのはカツアゲ（恐喝）をしている、お前じゃないかと思うのですが、田舎から出てきたばかりの私は何も言えませんでした。

その後私を恐喝したチンピラは、本物のヤクザになって、いつも私の働いている店に洋服を買いに来ていました。

就職して半年が過ぎた同じ年（昭和三六年）の夏、日雇い労務者と警官の些細なトラブルから、街中が暴動の渦に巻き込まれたのです。

夜になると群衆が集結して警察署や交番、商店、パトカーなどに放火、投石を始めます。

機動隊が制圧の為に催涙弾を発射して、群衆の動きを鈍らせておいてから、隊列を組んで警杖（腰に下げている短い警棒ではなく長さ四尺～六尺の樫の棒）で容赦なく殴りかかります。

機動隊の若い隊員たちは、訓練では本当に殴ることが出来ませんが、群衆相手の実戦ですから、力いっぱい殴るのです。労務者が被っている硬いヘルメットも簡単に割れてしまい、頭から血を流して倒れている人が続出するので、暴動はますますエスカレートしてしまうのです。毎晩、映画のような暴動シーンを生で見ることが出来るのですから、機動隊に追われるのは怖いのですが、彼らの攻撃から必死に逃げながら、毎晩深夜まで野次馬をしたものです。

またこの街では、日常的な出来事として、泥酔者や浮浪者などが街路で寝ていることがよくありました。それを見かけた人は寝ている人が生きているのか死んでいるのかを確認します。

腹部が呼吸で収縮していれば『生きている』のでそのまま放置しておきます。腹が動いていない場合は『死んでいる』ので警察に連絡をして引き取りに来てもらうのです。

泥酔者が生きている場合は、通報して警官が来ても、泥酔者を引きずって邪魔にならない場所に置いて帰るだけですから、連絡してもしなくても結果は同じことなのです。

一事が万事こんな街ですから外部の人からは怖い地域だと思われても当然なのです。

このような街で暮らし始めた私が身に付けた生き方は、この街で生きる為には如何なる時にも、弱みを見せては、やっていけないということを学んだのでした。

私の働いていた店は、紳士服専門店で、既製服の販売と誂え服の両方を扱っておりました。

店のお客さんの九〇%は、博徒と呼ばれる博打を生業とする人や、暴力団と呼ばれる麻薬や売春、用心棒、ギャンブルのノミ屋などを生業としている裏稼業の人たちばかりです。

ヤクザ御用達の店とも言われるほど、ド派手な洋服を扱っており、堅気のお客さんが来ることは殆どありません。残りの一〇%は映画俳優、芸人、歌手などの芸能関係の人たちが洋服を作りに来てくれるのです。九〇%のお客がその筋の人達ですから、当然のように博打場や組事務所に配達や集金に出向くこともよくありました。

ある組が経営している賭博場は、年中無休、二四時間営業で日本一の賭場だと言われていました。千円札を賭ける場と一万円札を賭ける場の二面で賭博が開かれており、配達などで賭場の中まで入ると札束を山ほど積み上げて、サイホン引き（サイコロと花札を使う博打）が行われています。

胴元と呼ばれるその日の責任者が、次の当番と交代の時間に合わせて配達や集金などに行くのですが、前夜からの博打の収益金をバケツ一杯詰め込んで奥の座敷に運んで来て『兄ちゃん金数えてくれ』と頼まれてよく数えさせられたものです。

数え終わったお金を紙袋にいっぱい詰め込んで『ご苦労さん』と言って、私の一ヶ月分の給料に相当するぐらいの小遣いをくれました。

組の若い衆にお金を数えさせると、隙を見てお金を誤魔化すので私の顔を見ると『金を数えてくれ』と頼むのです。

誤魔化しが見つかれば指を詰めさせられるのですが、それでも金の誘惑に負けて、指を切られた若い衆が大勢おりました。

その当時巨人軍の長島選手や王選手が年棒三

千万円～四千万円位といわれていた頃ですが、胴元と呼ばれる人の博打場の収益は一晩で七〇〇万～八〇〇万円位持って帰るのですから、野球界のトップ選手といえども、足元にも及ばない稼ぎなのです。

ある日約束の時間に博打場へ配達に行くと、タイミングが悪く、そのお客さんが負けが込んでいてものすごく機嫌が悪いのです。

洋服の代金を請求すると突然怒り狂い『俺が勝負に腐っているのに金を払えとは何事だ』と言って、目の前にあった一万円札の束を掴んで『払う金が惜しいのと違うんや、俺が腐っとる時に（負けている時）に金を出せと言うのが気に喰わん』と言ってライターで火を点けて、一〇万円の札束を燃やしてしまったのです。

後日機嫌のいい時にその代金は支払ってくれたのですが、万事がこの調子ですから少しでも口の利き方が悪いと怒鳴られ、脅され、年中気の休まる時などありませんでした。

ある日、その博打場に商品を配達に行くと『今持ち合わせがないので、金は後で店に払いに行く』と言って支払いをしてくれないので、『それなら品物を持ち帰ります』と言うと急に怒りだして『俺の言うことが信用出来んのか』とビール瓶を持って追いかけられたこともありました。

またある時は自宅に届けたスーツのズボン丈が長すぎて『今から着て出かけることが出来ない』と怒るので、奥様に裁縫道具を借りてその場でサイズ直しをして渡しました。客が新調のスーツに着替えて『今から寿司を食いに行くので一緒に行こう』と誘われたのです。

夜も遅いので断ると『お前は俺の寿司が食えんのか』と言ってピストルを出して胸に突きつけられて仕方なく寿司を食べて帰ってきました。

ある日などは、電話で話中に些細なことで客が突然怒りだして、『今から行ってお前を刻んでナマスにして大和川にほかしてやるから首を洗って待っておれ』と言うので、来るなら来て見ろ、只でやられるものかと机の下に木刀を隠して仕事をしていたこともありました。

またある時は、○○組の総長と呼ばれている男前の組長が若衆を連れて来て、洋服、靴、シャツなどすべて新調してやりました。

明日から務め（懲役）に行かすので、今から飲みに連れて行く、預かって欲しいものがあるので洋服箱をくれ』と言うので、箱を渡すと隠れて何か細長い品物を入れた様子でした。

客が帰ってから中身を見ると、まだ乾いていない血がベットリと付いた刃渡り一尺七寸ほどの脇差が入っていました。翌日その客が、警察官と同行して脇差を取りに来たのですが、洋服を買って貰い飲みに連れて行かれた若衆は、殺人の身代わり出頭をする前夜だったようです。

このように、日常茶飯事に斬られた、刺された、撃たれたなどと言って洋服の修理なども珍しくないのです。

また新調の洋服が出来上がって受け取りに来て、着替えた古い洋服を箱に詰めるのですが、その洋服が異常に重たい時は、内ポケットを覗くと必ずピストルが入っていたものです。

お金に困った客に、ピストルを買ってくれと頼まれることもありましたが、さすがのピストルは不法所持ですから断りました。

ある時どうしてもお金が要るので短刀を『一万円で買ってくれ』と頼まれて、所持許可書が付いていたので五千円に値切って買ったことがありました。洋服の注文も色々有りました。

ドスが入れやすいように細長い内ポケットを作れとか、職務質問でばれないように、袖の中に麻薬を入れる小さなポケットを作るなど、きわどい依頼もよくありました。

店内で客同士が靴を踏んで謝り方が悪いと言

って一人を数人で連れ去り、半殺しにされた事件などもありました。

　この地域は問答無用で力のみが通用する世界だったのです。

　また店先では、ほぼ毎日のように万引きがあります。通行人が万引きを見つけて、教えてくれると泥棒を追いかけて、後ろから蹴り倒して取り上げてこなければならない毎日なのです。

　泥棒をする人達は、警察に届けても、逮捕されても、むしろ数日間は、ただ飯を食えると喜んでいる人達なので、警察よりもその場で痛い目にあわせた方が効果があるのです。

　まさに眼には眼、歯には歯の世界であり、そこでは善悪よりも力による解決が優先されます。

　穏やかな田舎で育った私も、一五歳から二八歳まで一三年間の青春期・青年期は、裏社会の人達を相手に仕事をしたことで、私の精神状態も人を許すことが出来ないヤクザ思考の人間になっていたのです。

　やられたらやり返す、絶対許さない、身体の小さい私は、小さくても舐められてなるものかと、心を決めていたものです。

　喧嘩は相手が強くても勝つ方法でやれば勝てる、あの力道山でさえ刺されれば死ぬのだから、もし何かあっても懲役に行けば済むのだからと、思っておりましたので、この地域で暮らしていた青春の一三年間は若さで分別もなく、喧嘩など当たり前と思っていたので、命のやり取りに発展しそうな喧嘩も度々経験しました。

　今から思えば、愚かな青春時代を過ごしたものです。

## 【交通事故で見せられた地獄界】

二七歳の夏、知人の紹介で交際を始めた彼女に、三か月間、毎日のように手紙を書いて自分の思いを伝えました。やっと彼女から結婚承諾の返事が届いたときは、これ迄の人生でもこれからの人生でも、これ以上の幸せ喜びは無いであろうと思うくらい嬉しくなりました。

まさに人生バラ色という言葉の通り、その嬉しさ、喜びの思いを色で表現するならバラ色かピンク色と浮かんでくることがよく解りました。

その半年後に結婚をして、またその一年後に長女が産まれました。いつまでも、暴力、売春、賭博などの裏社会が横行する街で過ごしていては、重大なトラブルにでもなれば、大切な家族を失う事にもなりかねないと思い、裏社会の人達と接する環境から離れるために、転職を決意して食品スーパーに勤めるようになりました。

社会に出て働くようになってから、初めての堅気のお客さんと普通の商売、普通の会話が出来ることに、今までの緊張した商売から想像も出来なかった、安らいだ日々を過ごせることがとても嬉しくて楽しく仕事が出来ました。

三年余りの食品スーパー勤務の後、私は三二歳で独立して自宅店舗で食料品店を開業しました。

開店当初は苦しかった経営も三年目には売り上げも順調に伸びて、親子四人で何不自由のない平和な生活を送っておりました。

平和な私の生活に異変が起きたのは、三七歳の夏、中央市場から商品仕入れの帰り道です。

自宅近くの交差点で信号無視の車に側面から激突されて車は横転して大破、身体は全治六ヶ月の重傷を負ったのです。

右折車線の先頭で右折矢印の信号待ちをしていた私は直進車が停止して右折の矢印信号が青になったことを確認してから発進しました。右折しながら横を見ると一台の車が赤信号を無視して、猛スピードで突進してくるのが見えたのです。

その瞬間、私は直感的に『死ぬ』と思いました。側面から激突され、ドガーンと大きな音と同時に真っ暗になってしまったのです。

死ぬときに家族の顔が浮かぶと言う話を聞いたことがありますが、そんな余裕などまったくありません。一瞬のうちに暗闇の中に直行してしまったのです。横転した車の窓から近所の人たちに引き出されて、道路に寝かされてから気が付き『生きている』ことが判ると、今までに味わったことのない嬉しさがこみ上げてくるのです。

人は最高潮に嬉しい時、人生バラ色と言いますが、命が在る、生きている、その嬉しさを表現するならバラ色以上の黄金色の喜びでありました。

命は何物にも代えられない黄金色の喜びなのです。今でもその時の事は鮮明に覚えております。

交通事故という不幸な出来事で、バラ色以上の喜びを体験することになるとはおかしな話ですが、後になって冷静に考えれば、この時、私は命がけで大切なことを学習させられたのです。

人間の身体は上手く創られていて、小さい怪我なら痛くて我慢できないのですが、大怪我になると、痛みよりもやたらと怪我の箇所が熱いだけなのです。やがて救急車が到着して病院に搬送されたのですが、私の苦悩はそれから始まりました。

過失責任は一〇〇%相手側にあり、医療費、休業補償、慰謝料、車の弁償など当然加害者から支払われるべきはずの、補償金がまったく支払われることも無く、事故後二~三回見舞いに来てからは何の連絡もなくなってしまいました。

知人に調べてもらうと、加害者自身が多重債務者で消費者金融からいつもマークされていて、自宅での寝起きも出来ず、夜は取り立てを避けるために車の中で寝ているような状況だったのです。

彼は神社の祭礼などに出店をする、露天商を生業としていたのですが、使用していた車は車検の期限切れで強制賠償自動車保険も失効して、任意保険の加入もしていないため、加害者からの補償の見込みはまったくなくなってしまいました。

裏社会の人達と長年の交流があった私には、仕返しをすることしか思い浮かばないのです。

どうしても我慢が出来ないのでした。それまでも職業は堅気の人間でありながら、心の中はヤクザ者と変わらない精神状態で生きていたのですから、落とし前『決着』を付けなければ腹が収まらないのです。

加害者が償いしないのであれば、損害賠償は加害者の身体で償ってもらうしかありません。

その当時は日本刀も数本所持しておりましたので、自分が動けるようになれば、絶対に斬り殺してやろうと真剣に考えていたのです。

人を赦すという考えなど毛頭もない私は、毎日ベッドの中で朝から晩まで身体が動けるようになったら、絶対加害者を殺してやると心に決め、目が覚めている時間はいつも殺害の方法を考えていたのです。

あらゆる方法を考えて具体的に殺害方法が決まると、意識の中で殺害を実行しているのです。それも毎回違う殺害の方法を使います。

意識の中で殺害が成功したときは、心臓がバクバクと激しく鼓動してしばらく収まらなくなってしまうのです。実際には、ただ静かにベッドで寝ている状態であるにもかかわらず、意識の中で殺人を実行しているので、たとえ意識行為であっても殺人を犯せば確実に身体が反応をして、とても胸苦しくなるのです。

それでも私は、加害者を赦すなど思いもよらず、毎日意識の中で殺人を繰り返しておりました。

数日経過した頃、ある日を境にしてとんでもないことが起こり始めたのです。

毎日怒り憎しみの極限状態で寝ていた私の意

識は、今まで体験をした事もない世界に引きずり込まれるようになり、また新たな苦しみが出てきたのです。

眼が覚めている時間は、加害者に復讐の方法を考えて苦しみ、疲れて眠りに入ると真っ暗な地下数百メートルもある深い洞窟の中に引きずり込まれていくのです。

洞窟の中は、かすかに周囲の岩肌が見えるぐらいの光があり、暗いながらも目を凝らして見ていると岩肌が世にも恐ろしい妖怪の顔に変化して、私をめがけて四方八方から迫ってきます。

妖怪の映画や漫画でも見たことがないような恐ろしい形相をした顔が現れて、数百、数千とも思える無数の怪奇な顔が波打つように蠢きながら四方八方から迫ってきます。

とにかく周囲は顔、顔、顔、恐ろしい顔ばかりで、音も聞こえなければ光もありません。

目覚めているときは常に復讐を考え、昼夜を問わずウトウトと眠りに入れば、洞窟の顔に悩まされ続け、誰に相談することも出来ずに二週間余りが過ぎました。

この時は何故、自分がこんな恐ろしい世界に引き込まれるのか、理由も解らないままに毎日加害者を、憎み、恨み、復讐の方法を考えながら、動かせない身体に苛立ちながら、怒りで爆発しそうな精神状態で病院生活を過ごしていたのです。

## 【精神世界の学び】

毎日洞窟の怪奇な顔に悩んでいた私に、光明を与えてくれたのは、見舞いに来てくれた近所に住むAさんでした。Aさんに怪奇な夢の話をすると、静かにこう言ったのです。『赦さなければ楽になれないよ、赦すのも神の心ですよ』そんなことを言われても私には意味不明だったのですが、翌日、Aさんがカセットテープを数本持って来て『このテープを聴きながら寝ていたら良いよ』そう言ってテープを置いて帰られたのです。

毎日寝ているだけが仕事なので、暇はあり余るほどあるので、最初は暇つぶしのつもりでAさんが持って来てくれたカセットテープを聴き始めたのです。テープは、現代の釈尊とも崇められていた、ある高名な先生の講演会でのお話を録音されたもので、話の内容は心の世界をテーマにして、朗々と語られている声は力強く、自信に満ち溢れた口調からは今まで感じたこともない、不思議な力を感じて、誘われるようにいつしか聞き入ってしまうのです。

先生は【人間は永遠の生命であり、人がこの世に生かされている使命と目的は、魂の修行のためにこの世に生かされているのであり、決して快楽を求めるために生かされているのではない、その使命と目的を忘れて、魂を穢してはならない、わずか百年足らずの地上界での生活がすべてではない、永遠の生命であることを知りなさい】と説かれていたのです。

また、怒り憎しみ恨みなどの邪悪な想念は地獄界に繋がり、不平不満、我欲の想念は魂や身体までも穢すことになり、不調和な心は、怪我病気の原因にもなる。そして愛や感謝、報恩の心を疎かにした生活を修正することの大切さを、様々な事例を挙げてお話されるのです。

愛、感謝、報恩、赦す、神仏、天国、地獄など講演のカセットテープの話に出てくる言葉も教えも、今までの私の生き方、考え方には存在しないものばかりで、天国の話や地獄の話は子供たちを怖がらせるための作り話だと思っていたのですが、本当に自分の想念次第で天国にも地獄にも繋がってしまうのだと聞かされて、ハッと思い浮かんだのが、毎日私を悩ましていた洞窟の恐ろしい顔だったのです。

交通事故の加害者を、絶対殺してやると究極の憎しみを抱いた私の心が、地獄界に繋がったことを知ったのです。

その後も数日おきにAさんが見舞いに来て、しきりに【相手を赦さなければ自分が楽になれないから、憎しみは相手に伝わらず全部自分に返ってきます】と言って諭してくれたのです。

それでも強情者の私の心は、治療費などの補償もしないで、見舞いにさえも来ない加害者を赦すことなど到底出来ない心境なのです。

洞窟の顔に悩み続けて気が狂いそうになりながらも、赦すことが出来ない自分にどうすることも出来ないのです。

全部で七〇本もあるテープを毎日繰り返し聞きながら、師の著書を毎日読み、反省と憎しみの交錯する日々が刻々と過ぎてゆきます。

洞窟の顔から解放されるためには、相手側の問題ではなく、自分の心の持ち方を修正しなければ解決することが出来ないといわれても、容易に心を修正することは出来ません。

『大事故にもかかわらず命拾いしたことに感謝しなさい。殺してやりたいほど憎んでいる加害者を、無条件で赦してあげなさい』これらの教えには損得の勘定が一切ありません。

それでも全損した車の費用、休業補償、病院の費用など、あれこれ考えれば、絶対許してやるものかと、また怒りが込み上げてくるのです。

許したいけれど許せない、揺れ動く心に、また腹立ちを感じる繰り返しの連続なのです。

眼には眼、歯には歯という暴力的な考えしか持たない私の心も、いつしか氷が解けるかのように緩んで、恐ろしい洞窟の顔からやっと解放されたのは事故から二ヶ月も過ぎた頃でありました。

## 【心の学校】

交通事故から三ヶ月ほどすぎた頃にはやっと怪我の痛みも和らいで来て、私も冷静な気持ちを取り戻すことが出来ました。

三つ子の魂百までの譬えのように、いつまでも愚かな考えを持っている私の心を修正させるために、交通事故という強硬手段で地獄界を見せられなければならなかったようであります。

半年余りの入院生活から、自宅通院が出来るようになり、引き続き講演会のテープを持ってきてくれたAさんに誘われて毎月一回開かれている【心の学校】という勉強会に参加するようになりました。講師は元キリスト教の牧師さんでしたが、私がテープや著書で勉強をさせていただいた先生が存命中に直接学ばれた方で、その教えに帰依されて、師の没後は、その遺志を継いで各地で講演活動を行いながら、不登校やシンナー中毒の少年少女の救済にも取り組んでおられた、とても優しいお方でした。当時東京の小金井市に住んでおられたのですが、ほとんど無償で毎月大阪まで来てくださっていたのです。

今までの私の人生で、このような勉強会に参加するなど初めてのことで、涙を流しながら話される講師のお話を、私も涙を流しながら聞きました。母子家庭で育った環境も影響したのかもしれませんが、強情な私は子供の頃からほとんど人前で泣いたことがありません。

人様の痛みに涙を流すことなど体験したこともなく、テレビを見て涙を流す人の気持ちがわからなかったのです。

師のテープを聴きながら涙を流し、師の遺された著書を読みながら泣き、心の学校の先生のお話を聞いて泣き、高校野球を観て泣く、映画やテレビドラマを観て泣く。いつしか私も人並みに泣くことが出来る人間になったのです。

## 【あの世の体験】

今でも鮮明に覚えておりますが。或る夜のことです。私は夢の中で不思議な世界に誘われたのです。

身体が急に軽くなったかと思うと、突然途方もなく広い草原の中に立っておりました。

そこは真夏の太陽が照りつける真昼の明るさよりも、比べることが出来ないほど明るいのですが決して眩しくもなく、暑くもなく、寒くもなく、最高設備の照明と空調が施されたような、快適な世界でありました。

草原は何もさえぎるものが無く、見渡す限り宇宙規模の広さかと思えるほどの草原です。

草原の芝生といえば普通は緑色ですが、その草原の芝生はゴールドとオレンジ色が入り混じった、毛足の長い絨毯のような色彩でキラキラと輝いております。

映画でもテレビでも見たことがない不思議な世界を訪れた私は、豪華な光り輝く絨毯の上を移動するのですが歩く必要がありません。

行きたいと思うだけで、瞬時に行きたい場所に移動が出来るのですから大変便利な世界です。

初めての光景に感動しながら散策しておりますと、遠くの方に群集が見えてきました。

何事があるのかと近づいてみると、数千人とも思われる大勢の群衆を前にして初老の男性が説法をしています。演台に立つ男性は少しくたびれたスーツを着て、前頭部の髪は白髪交じりで少し薄くなって、前歯が一本抜けているのが印象的でした。冴えない風采とは裏腹に、その男性の周囲には驚くべき現象が起きているのでした。

その周囲には三メートルもあろうかと思う大きさのゴールドの霧で、彼がすっぽりと包まれていたのです。

その霧の光はとても柔らかく優しい光です。

寺院で観る仏像などの光背と違って、光り輝いているというよりも男性の周囲を包んでいるゴールドの霧は、ほのかな光を放っていました。

さらに演台の背後には、一〇メートル四方もある大きな曼荼羅が掛けられています。

いま描き上げたばかりかと思われるほどに色鮮やかな曼荼羅は、これぞ天国の国宝ではないかと思えるほど美しく、見ているだけで涙が溢れてくるのです。京都や奈良に数ある有名寺院でも、このように鮮やかな色彩の曼荼羅を観る事はできません。これは天国にだけ存在する宝物だったようです。さらに説法の内容を聞きたくて近づくのですが、映像では鮮明に見えても、音声はまったく聞こえてきません。

どれくらいの時間、この不思議な世界に滞在していたかも分からないのですが、目覚めたときは、今まで味わったことがない幸せ感に満ち溢れていて、事故後初めて爽やかな目覚めをする事が出来たのです。

この不思議な体験から、私の身体にもう一つ不思議なことが起こるようになったのです。

それは、今まで聞いたこともない、顕在意識の自分には理解することが出来ない、異次元言語が口から自然に出るようになったことです。

人はこの言葉を宇宙語と言う人もあれば、過去世の言葉と言う人もありますが、その言語の種類も複数あって、東洋のような言葉、西洋のような言葉、チベット語のような言葉、経文のような言葉、時には歌を唄っていることもあります。

事故から三〇年が経過した今も、毎日のように口から自然に出てくる不思議な異次元言語の内容は残念ながら理解出来ておりません。

今まであの世の存在など考えもしなかった私が、神様や、あの世の存在を認識できる意識になったために、何らかの回路が開いたのではないかと思うのです。

こうして交通事故という命がけの大きな代償と引き換えに、天国と地獄を体験した私は、邪な意識を改革する契機になったのです。

『三つ子の魂、百まで』の諺もあるように、一旦身に沁みついた性格を修正することは非常に難しいようです。

私のように人格形成に一番大切な青春時代を、ヤクザ稼業の人達に接する環境で培われた性格を修正する為には、交通事故と云う命がけの体験が必要であったのかも知れません。今では、天の計らいで与えられたのではないかと思っています。

物質至上主義の現代社会では、地位、財産、名誉、学歴など、形あるもの眼に見えるものが重要視されており、心不在の社会とも言われております。宗教家でも『死後の世界は無い』とまで言い切る人もたくさんおられるほど、物欲の社会になってしまいました。

私達は地上界で快適な生活する為の物やお金は必要ですが、悪事に手を染めたり、人を苦しめてまで強欲に財産を貯め込んだとしても、やがてこの地上界を去る時は、その全てを手放さなければなりません。

世界中の人々が物欲から解放されなければ争いの種も尽きないし、心の平安も築く事も出来ません。永遠の命を知れば、恨み憎しみ怒りの心がいかに愚かなことか気づくことが出来るのです。

怒りや憎しみの心は地獄界に直結しています。邪悪な心は心身のエネルギーを低下させて、事故、病気、争いなど身辺に悪状況が忍び寄ります。

身辺に起こる事故や疾患の多くは、自らの想念が魔を呼びよせて、心や身体に禍をもたらすとも言われています。

愛と感謝の心は天上界につながる心なので、平和な生活に恵まれる事になります。交通事故を契機として地獄や天国を見せられた事で、心の持ち方が人生を左右する、死後の世界も左右すると知れば、愛も感謝も報恩も口先ではなく、自分で出来る事を、疎かにせず精進して自らを反省し、人を赦し、悪かったことは素直に詫びる、そしてよく学び、奉仕する、それらの積み重ねが、魂を輝かせて、幸せな人生を歩むことが出来るのではないかと思うものです。

やがて行かねばならない、あの世という世界には、明るい世界と暗い世界があることを認識しておけば、この世での生き様も変わるのではないでしょうか。

# ◆第四章・氣に魅せられて

## 【合気道で知った氣の世界】

私が初めて氣を意識したのは十九歳のとき合気道の稽古で、師範から『氣結び』と言う言葉を教えられた事から始まりました。

当初は、言葉でしかなかった氣結びが、稽古を続けて身体で氣結びが理解できるようになるまでには、一〇年近くもかかったように記憶しております。氣結びとは、自分の身体と相手の身体を氣で磁石のように接着させて、相手を自分の有利な状況に誘導する業です。

氣結びの業は介護などにも利用することが出来ますので、氣結びが出来れば人を動かすことがとても容易になります。

武道としての合気道は、どうしても技の稽古を優先してしまうので、氣を理解できるまでには相当の時間を要してしまいます。

氣を使うことが出来れば、相手を崩す、誘導する、などの動きに余分な負担が掛からないので、力に頼らない無理のない合気道が出来るのですが、相手を倒すことばかり意識するので、どうしても力技になってしまって氣を出すことが出来なくなってしまうのです。

昭和四二年頃だったと思いますが、合気道修練者にとっては、雲の上の存在である合気道開祖植芝盛平翁先生の演武を拝見する機会がありました。開祖の直弟子だった師範から、いつも翁先生の逸話をよく聞かされてましだが、小柄である上に八〇歳を超えていた年齢にもかかわらず、その演武は当時の私には想像を超えた衝撃でありました。演武の相手をするのは、高段者の師範格の先生方ですが、獣にも似た鋭い気合とともに一瞬のうちに多人数を投げ飛ばしてしまいます。

しかし翁先生の腕は相手の身体にまったく触れていないのです。相手に触れないで、豪腕の師範たちをいとも簡単に倒してしまう技は、正に神業としか考えられない世界を見せられたのでした。

当時は開祖の演武を観ても、常人には真似のできない、凄い業があるものだと感激したものです。後年になってから、それが氣を活用した業であることを理解することが出来たのですが、その当時は、昨今のように気功を指導する教室も無ければ、氣に関する書籍なども殆ど発売されていなく、合気道さえも知らない人が多かった時代だったのです。

どうすれば氣が使えるかなど誰も教えてはくれませんので、自力で氣を習得する方法など、皆目見当も付かないので氣を理解できるまでには、とんでもない長い時間を要しました。

その後一〇年ほどしてから、合気道本部道場の藤平光一師範が、海外に合気道の指導に出向き、氣で病人やけが人を治療していると聞きました。

その話を聞いて合気道の稽古を続けていれば、氣が使えるようになるのではと、漠然とした思いが出てきたのです。その後、交通事故で合気道が出来なくなりましたが、精神世界の学びが出来たのも、興味のあった氣の勉強が出来たことも、すべてが必然だったのかも知れません。

武道をやっている人の中には、『俺には氣は通じない、触らず人を倒すなどインチキである』と真っ向から否定する人がいるかと思えば、熱心に氣の研究をしている人も居られます。

否定するも肯定するも自由ですが、せっかく武道をやっているのですから、氣を理解するように努めてみるのも面白いと思います。

そうすれば、武道の技や精神的にも違った世界が拡がるはずです。

今では時代劇映画の世界と思われている、柳生新陰流の真剣白刃取りの業や、剣の達人が相手と対峙した時、刀を抜かせないで『参りました』と言わせる『勝負は鞘の内にあり』場面なども、氣のパフォーマンスとして再現することが出来ます。昔の達人といわれた人たちは、氣を高めてこうした業を磨いていたと思われるのです。

## 【氣に魅せられたきっかけ】

言葉では氣を知っていても、自分が氣を合氣道や治療に使えるわけもなく、氣に興味はあったものの、それをどうやれば習得できるのかもわからないのです。現在なら各地に気功教室などがありますが、当時は合気道さえ知らない人が多かったぐらいですから気功などとんでもない話なのです。三七歳の夏に交通事故に遭って、手首に後遺症が残り合気道も出来なくなってからは、氣の事も合気道も忘れて事業に専念していました。

四〇歳になって間もなく食品販売の会社を立

ち上げて忙しい日々を過ごしていたのです。

ある日営業担当の社員が、寝違いをして出勤して来たのです。首が完全に固定された状態になり、前後左右上下どの方向にも動かなくなって、少しでも動かすと激痛が走ると言って、悲壮な顔をしているのです。彼は『今から病院に行きたいので休ませてください』と言うので、その時、私が思わず『首が動かん位で休んだらあかん、一五分あれば治るからそこに座れ、わしが治してやる』と言ってしまったのです。

それまで人の治療など経験が無いので治るかどうかも判らないままに、口が滑ったと言うか、モノのはずみで言ってしまった手前、仕方なく、動かなくなった彼の首に氣を入れたのです。

時計を見ながら一五分経過を待っていたのですが、しゃべらず動かずの一五分は意外に長く感じるもので、面倒くさいので一〇分経過したところで、『もう治っているから動かしてみて』と手を放しました。彼が恐る恐る首を動かしてみると、それまでまったく動かすことが出来なかった首がスムーズに動いているのです。

出まかせで発した言葉がきっかけで、初めてのヒーリングをやって本当に首が治ってしまったのです。首が動くようになった当人は『社長いつの間にこんなコトが出来るようになったのですか?』と言って不思議がります。

内心は私の方がびっくりしていたのですが、口では強がって『それぐらい治せて当たり前やろ』とまたまたハッタリを言ってしまいました。

その彼が一か月後に再び同じ状況になり、今度は彼の方から『また首が動かないので治してください』と言ってきたのです。『今度は二回目なので五分で治るはず』と言って五分ほど氣を入れて手を放すと、前回と同じく首がスムーズに動くではありませんか。

一回ならまだしも二回も同じことが起きるの

ですからは偶然とは考えられません。

やはり氣のハタラキが存在して、氣の勉強を全くしていない自分でも、もしかして真剣に氣の勉強をすれば、もっとレベルを上げることが出来るのではないかと思い、気功に関する書物を読み漁り、独学で氣の研究をするようになったのです。

知れば知るほど氣の世界は奥が深く、何がなんでも氣を極めてみたいと思うようになりました。

当時西日本各地のデパートを取引先として食品販売の会社を経営しており、私自身もデパートの売り場で販売に出ていたのです。

デパートは圧倒的に女性の職場ですから、肩こり、便秘、腰痛、膝痛など氣のヒーリング教材には事欠きません。毎日デパートの休憩室は、私のヒーリングの稽古場になります。

女性のネットワークはこんな時は大変役立つのです。誰かの腰痛を治すと次の日は、別の人を連れて来て『この人も治してあげてちょうだい』と依頼されます。ここが痛い、あそこが痛いと言ってやって来る人たちは、みんな私のヒーリングの教材になってくれるお客さんですからありがたいのです。私のヒーリングは誰でも無料で行っていましたので、階の違う売り場からもやってくるのです。依頼者が多いときには二、三分ぐらいの短時間でヒーリングを済ませなければ、休憩時間内に終わることが出来ないこともありました。

私の目的は氣の練習ですから、現在のように有料ヒーリングではないので、治さなければいけない責任はありませんから、気楽にできるのでそれが幸いして良く治ったのかも知れません。

社員の首を治した初めてのヒーリングから、会社を閉鎖するまでの二〇年間は、簡単な疾患なら、どこでも場所を構わず依頼があればヒーリングをやります。少し時間がかかりそうな疾患や回数を要する場合は、私の会社まで来ていただきヒーリングを行っていたのです。

小さな会社とはいえ、私も社長ですから販売に出ない日は、会社の経理や商品仕入れ、取引先との打ち合わせなど、かなり忙しくしていたのですが、私がどんなに忙しくても一銭も儲からないヒーリングを優先するので、事務員からはいつも睨まれておりました。

五八歳の夏、ある事件をきっかけに会社を閉鎖することになってしまいました。

世間からは会社を閉鎖すると落ち込んでいるのではないかと心配されたようですが、仕事がなくなれば、毎日好きな氣康が出来るので、内心は嬉しさもあったぐらいです。

事業を止めるきっかけがなければ、いまでも事業を続けていて、お金儲けは出来ていたと思うのですが、今のように毎日好きなことをしながら、人生を楽しむことは出来なかったと思うのです。

事業を閉鎖して収入は、今までの一〇分の一になってしまいましたが、好きなことが出来るのは、本当に毎日が楽しくて仕方がないのです。

人とは何が幸せで、何が不幸なのか、事業を閉鎖しなければならなくても、私のように幸せな人間もいるのですから、これも氣の持ち方次第であり、仕事を失っても幸せと思えるのも氣の勉強をしたおかげなのです。

## 【自然界は氣の宝庫】

氣は、宇宙エネルギー、生命エネルギー、あるいは意識エネルギーとも言われておりますように、この世は氣の塊であり、私たちの周囲は氣が溢れ毎日、氣の恩恵を受けて生かされています。

氣は、海、山、岩、大地、月、太陽、音、色、光、熱、風、呼吸、意識、声、文字、言葉、などあらゆる空間や物、現象に存在すると思われます。

春になり新緑が芽吹くのも、桜が咲くのも氣の充満した現われだと解釈しています。

私たちも氣は誰でも持っており、氣功などの勉強をしなくても、無意識のうちにあらゆる場面で氣を使った生活をしているのです。

気持ちが良い、気が合う、気になる、なども日常生活の氣であり、気が付く言葉は私が調べた数だけでも、三五〇余りを書き出すことが出来ました。まだまだ日本には『気』の付く言葉が無数に有るのかも知れません。その事だけでも氣は、昔から生活の中に根付いて重要視されていたことが解かるのです。

私たちが使っている『気』の付く言葉のほとんどは、自然界の営みや、心の持ち方、意識の世界と通じていることがお分かりいただけると思います。

自然界の現象によって発生する氣と、人が発する氣は少し次元が違うようです。

自然界の氣に邪気は有りませんが、私たちは意識による様々な氣を日常的に放射しています。

愛や感謝、奉仕の心は愛の氣が育ち、怒り憎しみ怒りの精神状態になれば、同じ人が発する氣でも、邪気となり、邪な意識の現われが健康を左右し争いを引き起こします。

意識は無制限、意識を源に発する氣も無制限、使い方は自由ですが正しく使えば喜びが、誤れば落とし穴が待っています

気は心とも言い、氣は物質として捉える事の出来ない心の働きや、天体の運行、自然界の営みなど人間が操作することが出来ない、偉大なエネルギーも含めて、見えないハタラキの総称として使われているのではないかと解釈することも出来ます。大きくは地球の自転公転も、自然界の営みである春の新緑の芽吹きや、草花に花を咲かせるエネルギーなどもすべてが氣の働きと言えるのであります。日本の神道の多くは、海、山、川、岩、木、大地、水、火、風、など自然界に存在するエ

ネルギー体を、神として崇拝して、今でも全国いたるところに御神体と称される霊山があり、樹木や磐座に神が宿ると考えられて、注連縄が掛けられているのを見かけるはずです。

こうして観察すれば、自然界は氣の宝庫とも言えるのです。

私が生まれ育った徳島県の西部にある剣山は、今も山岳信仰の山として夏ともなれば参詣登山客で賑わいます。剣山の頂上に鎮座している『宝蔵石』は山のシンボルでもあり、御神体として祀られております。高野山や比叡山なども日本の有名な宗教施設が建立されておりますが、それぞれの山に氣エネルギーを感じる人がその地を聖地として選んだと思われるのです。

自然界の営みも私達の生命も、氣エネルギーで生かされている、氣エネルギーを神と呼ぶも偉大なる意識と呼ぶもそれは個人の自由であります。

このように自然界には、氣エネルギーが至る所に溢れていることがわかります。

当然自然界の一員である私達の身体にも氣は存在しています。自然界に存在する氣を、大宇宙の意識エネルギーと考えるなら、私達が発する氣も意識から発している意識エネルギーであります。

私たちが生まれながらにして与えられている氣を、先天の氣とも生命エネルギーとも言います。

氣の消滅は死を迎えることであり、加齢とともに減少する先天の氣を、増強させることが出来るのが、古来より行なわれている武道、宗教、ヨガ、呼吸法などの訓練だったのです。

私達が海や山などに行くと気持ちが良いのは、自然界には氣が充満しているからです。

人間も自然界の動物ですから、自然界の氣と自分の氣が合う証しなのです。

精神的疾患者が昼間の外出を嫌うのは、その人の氣が自然界の氣と合わなくなり、外出すると気持ちが良くないからです。

『類は類を呼ぶ』といいますが氣が合う者同志が集まるのも当然の理なのです。

人も自然界に生かされている動物です。いかに医学が進化しても地位や名誉や財産の有無によらず、すべての人がいつかは死を迎えてあの世とこの世の壁を通過しなければならない時がやってくるのですから、死に対して焦ることも恐れることも、必要ないのです。

怪我や病気は不自然であり、健康こそ自然の姿であり、氣を大切にして天寿を全うすることが自然の姿なのです。

## 【氣は身体で理解するもの】

学問や知識を優先する現代人の中には、氣の存在そのものを否定する人もあり、私達が行う氣のパフォーマンスを観ても、手を触れずに人が飛んだり倒れたりすれば『やらせ』だと言って、最初から疑うことが前提にあり、信じようとしないのです。知識人といわれる人ほど、常識では有り得ない現象を現実に見せられると、今までの体験や学問で判断しようとする為に、にわかに信じることが出来ないようです。

医師が、手術をしなければ絶対治らないと言い切っていた疾患が、氣ヒーリングで奇跡的回復をしても、医師にとっては、現代医学で治らない病気が他の療法で治るはずなど有り得ないと思い込んでいるために、自分で診察して病名を付けたにもかかわらず、最初からその病気は存在しなかったのだと言われるのはよくあることです。

医師には不思議な思考を持っている人が多く、自分が『治りません』と宣告した疾患が、自分の施療以外の方法で治った事例を見せられても、治った患者に興味を示す医師はいません。

一般の人なら、現代医学で『治りません』と宣告された疾患が完治したことを知れば、不思議とか奇跡だと言って、興味を示すのが普通ですが、高学歴や科学や医学を絶対信奉している人たちにとっては、医学以外の療法などは、迷信か加持祈祷の類としか見えていないようであります。

医学で治せない疾患を、医学の知識もない素人が氣を使って治したなど、間違っても認める事など出来ないようです。

このように氣ヒーリングを非科学的だと言って拒否反応を示す人がたくさんおられますが、氣は非科学的ではなく、科学が氣を解明するレベルに達していないだけなのです。

氣が現代科学や医学で解明できない事象を起こすことが出来るのは、潜在化された人間の偉大な能力が、氣という目に見えないパワーとなって働くからです。

知識のみで生きている人たちの危険は、自分の知識が絶対正しいと思うことから間違いが生じます。発信元や発信者の権威や肩書きに惑わされて、間違った情報を信じてしまうことも注意が必要です。間違った情報を良かれと思って信じたばかりに、取り返しがつかなくなり余計に状況が悪くなることも沢山あります。

氣を学問で理解しようとすれば無理があります。氣は身体感覚で理解することができるのです。

氣を信じることが出来ない人でも、氣康体を会得すれば、氣の威力や、氣の効力を身体で理解出来るようになるのです。氣は知識や学問で理解する事が出来ない、本能のハタラキであり、療法の原点でもあります。

一般的な学門の世界とは違うのです。野生の動物達は怪我をすれば舌を使って傷口を癒します、人間は痛みのある箇所に手を当てます。

頭が痛い時に、お腹に手を当てる人はいないはずです。誰に教わるでもなく痛い箇所に手が行くのです。この手当てこそ私達が本能的に使っている氣の原点であります。氣の療法を迷信とか、怪しいと言う人でも自分の身体が痛くなれば自然に手を当てているのです。

私達は人間に備わった手当ての能力を訓練により、強化することを氣康と呼び、傷病の改善に活用する行為を氣ヒーリングと呼んでいます。

武道などの稽古は苦しい修業と忍耐を要しますが、氣康の稽古は頑張らないでリラックスする事がいかに上手に出来るかにかかっています。

身体を緩める、力を抜くことが氣の上達と健康増進に繋がります。

氣康の稽古はいつも笑いながら行いますので、楽しく気持ちの良いものです。

人は苦しい修業はストレスが感じますが、楽しく気持ちが良いと、良い氣が出せるようになるのです。氣は学問ではなく身体で理解しなければならない身体学なのです。

## 【氣康法で自他ともに救われる】

世の中には多種多様の健康法や治療法がありますが、医療過誤や薬害副作用サプリメントの盲信による過剰摂取など、問題も多く常にリスクが伴う事を想定しなければなりません。

少しの訓練で誰でも出来る氣康ヒーリングによる弊害は皆無です。一〇〇％安全安心な療法です。健康法としての各種スポーツ、ヨガ、太極拳、などそれぞれに特徴があり、健康に役立つと言われていますが、これらの健康法と氣康の異なることは、氣康法以外の健康法は自分が健康になることは出来ても、他人様を健康にしてあげることが出来ないというところです。

氣康は自らの健康増進と人様の健康にも役立てることが出来る素晴らしい能力です。

氣康を熟練すれば、家族や友人の肩こり、頭痛、腰痛、捻挫、近視、骨折、火傷、癌、各種内臓疾患などあらゆる傷病に対応することが出来ますので、痛みの軽減、疾患の快善に大きな効果をもたらすことが出来ます。

このような素晴らしい能力を潜在させたままではもったいないことです。

私達が生まれながらにして出来るのは呼吸と、お乳を吸う事だけです。お箸を持つことも自転車に乗ることも、文字を書くことも会話も、日常的に難なく行なっている全ての行為は、繰り返し練習をしたから出来るようになったのです。

誰でもやれば出来る、やらないから出来ないだけなのです。

世界中の人が自転車に乗るが如くに氣康が出来れば、痛みや病気で苦しんでいる沢山の人が救われます。氣の熟練者が増えれば日本中の病人を減らすことも、医療費の削減も夢ではありません。

先ずは氣康を覚えて遊んでみることです。

氣康を楽しんでみることです。

氣を操作することが出来ると次のような事が難なく出来るようになります。

★触らず人を動かすことが出来る。
★物の重量を変えることが出来る。
★雲を消すことが出来る。
★食品の味を変えることが出来る。
★遠隔氣康ヒーリングが出来る。
★氣ヒーリング療法が出来るようになる。
★自らが健康になることが出来る。
★精神的に安らぐことが出来る。
★人や物から邪気を抜くことが出来る。

まず氣康を始めてみることです。
想像以上の楽しい結果が必ず現れます。
新しい世界が拡がります。

# ◆第五章・動物本能を高めよう

野生の動物たちが、人間のように病気が少ないのは、自然の摂理に則った生活をしているからに他なりません。

山の兎が膝を痛めて難儀している姿も、五十肩で飛べない鳩や雀も見たことがありません。

彼らは知識や学問ではなく、絶対に間違いのない本能で生きているので、寿命の限りを健康に生きているのです。

人間は学問や知識を優先するばかりに、過ちも多くなり、病気や痛みなどで生活の過ちを修正するべく警告を受けているのですが、過ちの修正には目もくれず、病気を退治することばかりに心を向けています。

健康を望むなら、正しい生活習慣と活整氣康で退化した動物本能を甦らせて、快適な人生を楽しみたいものです。

## 【動物本能が働けば健康になれる】

人は生涯を健康ですごしたいと願いながらも、怪我や病気というアクシデントに見舞われる危険と紙一重の生活をしております。

野生動物の多くは健康裡に、その固体の寿命を全うして命を終えることが多いのですが、人間は戦争や事故、病気、薬害、生活習慣の間違いなどから、様々なトラブルを自分達で作り出して、自らの生涯を安楽に暮らすことが難しい社会を作り出してしまいました。

文明といわれる産物の恩恵を受けた一方、その反動で人間は動物としての本能が低下してしまいました。動物本能とは、猫を上から落としても、クルッと回転して足から着地します。魚を掴むと身体を跳ねて逃げてゆきます。

彼らは練習しなくてもこんな難しいことを難なくやってのけるのです。

食生活の面でも野生の動物達は、たとえ空腹でも身体に合わないものは、決して食べません。

これも動物本能なのです。人間がよく食中毒になるのは動物本能が働かない為だと思えるのです。動物的勘が冴えていれば、食中毒になるような物を最初から口にしないで済むはずです。

万一食べても、短時間で嘔吐か下痢をすれば悲惨な食中毒の被害にあわなくて済むのです。

動物の本能の働きが低下すれば、身体に害のあるものを拒絶する本能の働きが起こらないために、下痢も嘔吐も出来ないで、余計な苦しみをすることになります。

健康診断の胃レントゲン撮影でバリウムを飲んだ経験がある方も多いかと思いますが、帰りには下剤を渡されて『出なかったらこれを飲んでください』と言われます。バリウムのような薬剤を飲んで、下剤のお世話にならなければ出ないようであれば、相当動物本能が衰えていると言わざるを得ません。本来なら食品でない異物を口に入れたのですから、すぐ嘔吐するか、下すことが出来なければいけないのです。

私も検診で数回バリウムを飲んだことがありますが、毎回検査を終えて暫くすると便意を催して出てしまうので、お腹の中のバリウムを自宅まで持ち帰ることがなく、まして下剤のお世話になったことは一度もありません。

ご馳走の誘惑に負けて、つい食べすぎた時は、すぐ嘔吐の出来る身体や、下痢として排泄できる身体こそ真の健康体と言えるのです。

下痢をすればお腹を壊したと錯覚して、胃薬を飲む、あるいは下痢止め薬を飲むなど、まことに愚かしいことなのです。下痢が出来る身体とは、胃や腸が不要な食物を察知して排泄を促しているのですから、必要な時に下痢の出来る身体こそ健康な身体であり、動物本能が働いている証なのです。

排泄の生理作用を、病気であるかのように錯覚して医薬品で止める行為は、本能のハタラキを無視した行為であります。またこれとは反対に、私は何を食べてもお腹を壊したことがないと言われる人も困りものです。

二週間も排便がないといって平然としている人も居られますが、毎日二～三回の飲食をしているのですから、毎日排便があることこそ正常なのです。下痢が出来ない身体や排便が出来ない身体は、動物本能が退化して健康センサーが壊れていると思って間違いないでしょう。

犬猫に触れたことがある人ならご存知のように、犬猫の腹部はとても柔らかく、指で押すと深く入るのですが、人間の腹部は手指を深く差し込むことが出来る人は多くありません。

私がヒーリングを行う時は、腹部を緩めることを重視していますので、多くの人の腹部を観察しています。

柔らかい腹部は消化器官の健康や体の柔軟度にも大きく関係しているのです。

生命の原点は消化器官であるとも言われる通り、消化排泄が快調であることは健康の原点でもあるのです。下等動物と言われる虫などは、脳や心臓や肝臓など人間に備わっているような臓器を持っておりませんが、それでも生きているのは消化器官があるからです。

虫が植物の葉を食べて糞を排泄しているのは、彼らも消化器官を持っているからです。

生命の原点である消化器官は腹部にあり、腹部が固くなればその機能も低下します。

## 【医師も知らない誤った常識】

最近では、健康に関する情報が健康雑誌やテレビなどで、毎日のように流れてきます。

それらの情報も、本来の健康とは関係のない利益という欲が絡んで複雑に、正しい情報も誤った情報も洪水のように溢れています。

何が正しくて、何が間違っているのかの判断は難しくはありません。

私たち人間は、自分のことを霊長類などと言って、他の動物を人間以下とみなしていますが、人間も動物なのです。人間は草食動物、哺乳動物、脊椎動物であり自然界の一員であることをしっかり頭に入れておけば、自ずと正しい判断は出来るはずです。学問や知識、情報に振り回されて健康を損ねている人がいかに多いことでしょうか。

多くの人が身体に良いと思って飲食している中には、間違いがたくさんあるという実例を少しばかり述べたいと思います。

最近の話ですが、私の主宰する氣康教室の会員さんが骨粗鬆症予備軍で病院に通っており、年齢比骨密度六〇％と低く、このままでは加齢と共にますます悪くなると言われて、医師の勧めで毎日一リットルの牛乳を飲んでいました。

真面目に医師から言われた通り、牛乳を飲み続けているにもかかわらず、検査の結果は何年間も改善されていないのです。

そのことを知った私は、彼女に牛乳を今すぐやめるようにと、牛乳を飲めば骨が脆くなる理由などを説明して説得いたしました。

彼女も私の牛乳を飲んではいけないと言う話を納得されたらしく、その日から丸一年間すべての乳製品を食卓から消したそうです。その一年間で口にした乳製品は、ピザに付いていたチーズを一口食べただけで、ほぼ乳製品を食べない生活を一年間実行したのです。その結果、一年後の骨密度検査で見事に九八％まで上昇したのです。

今後も牛乳を絶てば、彼女の骨密度はさらに上昇するものと思われます。

この検査結果に医師が喜んで、帰りにはまた（牛乳をしっかり飲みましょう）と書いたパンフレットを渡されたそうです。これは笑い話のような実話であります。牛乳を止めれば骨が丈夫になることを知らずに、牛乳を『飲みなさい』と逆の指導をする勉強不足の病院や、先生と呼ばれる人たちの無知と、自分で何も勉強せずに大切な身体の管理を他人任せにする、無知と怠慢が招く不健康への典型的なパターンなのです。

この話を聞いても、殆どの人は子供の頃から牛乳は身体に良いと教えられている為に牛乳を飲み続けて、骨粗鬆症になる人は後を絶たないのです。

またこれとは別に、私の古くからの友人の話があります。彼は勤務していた呉服店を退職して、長年の願望であった独立を果たしました。

独立後は店も順調でよく儲かり、それなりに贅沢もしていたようです。四〇歳をすぎた頃、肝炎を患い、店を休んで入退院を繰り返すようになりました。私が時々訪ねては彼の食生活の間違い、食の大切さを丁寧に話をするのですが、頑として聞く耳を持たないのです。

私が肉や卵、動物性食品の過食は血液を汚すので、野菜、海草、小魚の摂取を主体とする食事に改めることが大切な事をいくら説明しても、医師から肝臓病は栄養をつけないと良くならないと指導されていると言いながら、朝から卵や牛肉を焼いて食べているのです。

それならば医師指導の食事法を実践して、病気が改善されているかと問えば、逆に年々悪くなっていくばかりです。結果が悪くても医師の指導は正しいと信じるのですから、新興宗教の盲信、狂信者と同じように洗脳されているのです。

動物性食品が中心の彼が病弱で、肉などあまり食べない、私のほうが健康である事実を話しても、大病院の先生が栄養をつけないと治らないと教えられたと言い続けて、やがて帰らぬ人となりました。

牛乳が身体に悪い、あるいは肉の食べすぎは血液を汚すなどの話を公的に出来ないのは、酪農家や乳業メーカーを護らねばなりませんので、公的機関は決して本当の事は言わないのです。

テレビも同じく、スポンサーが不利な情報を流すことは出来ない弱みがあるのです。

不健康時代を反映して、大いに流行っているテレビの健康番組ですが、連日のようにあれが良いこれが良いと、手を替え品を替え、放送されております。

そこには不足を補うために、あれやこれやの栄養素を摂取さえすれば良いと言う論理が基本となっておりますので、なんでも理由をつけて身体に良いと言っているのです。

戦中戦後の食料不足、栄養不足の意識がいつまでも頭から離れない悲しい日本人の性が、栄養不足が病気の原因だと思い込ませているようです。

これが大きな落とし穴なのです。現代人の多くの病気は、不足が原因よりも過剰が原因であることの方が、多いことに気づかねばなりません。

あれこれ身体に良いと言って食べるより、食べなければもっと身体に良い場合もあるのです。

骨粗鬆症の女性は、私の忠告で人間にとって不自然な異種動物の乳を飲む事を止めて健康体になりましたが、肝炎の男性は大病院の医師の指導が正しいと信じて、自然に則った生活に転じることが出来なかった為に、病気を克服することが出来なかったのです。

## 【健康食品の盲信は危険】

健康食品、サプリメントなどを愛用している人もたくさんいますが、病気で困る人があれば、病人のお蔭で必ず儲かる人がいる、皮肉な構図であります。

特定の健康食品やサプリメントで各種の症病が改善したと大々的に宣伝をされて、病院の治療に限界を感じた人たちは、病人の弱みに付け込んで暴利をむさぼられているとも知らず、高価な商品を好んで買い求めているのです。

これらの製品を使用して効果が出た人もいるとは思いますが、身体に良いと盲信して偏った食品を継続して摂り続けた結果、大変な事態に陥っている人もいるのです。

医薬品ではないために長期の使用でどんな結果が出るかなどは全く検証されていないのです。多くの健康食品の宣伝文句は、『この商品には〇〇の栄養素が三〇〇個分凝縮されて入っています』と同類のフレーズで多くの健康食品が宣伝されておりますが、たくさん栄養が詰まっていることを良い事のように錯覚してしまい、同一栄養素を三〇〇個分も毎日継続して食べる事自体が、異常であることに気が付かないのです。

短期間の使用で効果が出る健康食品でも、長期にわたり摂取することにより、過剰摂取となって副作用が出ることを知るべきです。

ほとんどの人は薬の長期服用は、副作用の心配がある事を知っておられるのですが、健康食品と名の付く食品でも一般の食品でも、当初は効果があっても、偏ることにより長期になれば身体のバランスが崩れるのです。

ある時期、テレビや雑誌などで話題になった、きな粉牛乳ドリンク（きな粉を牛乳で溶かして飲む）が流行ったことがありました。うたい文句は髪の毛が増える、髪の毛が黒くなる、美肌効果、血圧が良くなる、関節痛に良い、便秘解消、などに効果があるとテレビや健康情報誌にも取り上げられて、ブームとなったのです。

ある業者などは輸入大豆で造った、仕入れ価格一〇〇グラム三〇円の安物のきな粉を大量に仕入れて一流デパートで仕入れ価格の二〇倍もする一〇〇グラム六〇〇円の価格で販売していました。

以前、私の氣康教室に通っていた会員のお嬢さんが、きな粉牛乳ドリンクを信じて、毎日真面目に五年間も欠かさず飲み続けたのです。結果は大変お気の毒な事態が起きました。

この間に妊娠、出産した彼女は、やがて子供が食品アレルギーである事を知らされました。

結果は小麦、そば、大豆、米、牛乳、卵など日本人の主食である米、うどん、そば、ラーメン、パン、豆腐、味噌、醤油など、あらゆる日常食品を、殆どを食べる事が出来ない強度のアレルギー体質で生まれてきたのです。母子ともにその苦労は大変なものです。

これとて自分で身体に良いと信じて食べた結果なので誰も補償などしてくれることはありません。身体に良いと言われる食品でも、過剰摂取は害になることを知らねばなりません。

食べ過ぎ、飲み過ぎ、遊び過ぎなど【過ぎたるは及ばざるが如し】とはよく言ったものです。

## 【看板を信じてはいけない】

数年前にダイエットに効果があるとして流行った健康茶があります。

（今でも売られているので商品名は伏します）

健康食品業界では、その効果よりも儲かると評判の高い品物でした。煎じて飲めば、砂糖やチョコレートなどを食べても全く甘味を感じなくなる働きがあり、糖分の吸収をカット出来るのでダイエット効果抜群ですと評判になったのです。

　このお茶を飲んだ後に砂糖を舐めてもまったく甘さを感じなくなるので、試飲をさせられた客は、糖分カットが出来ると信じてしまうのです。

　日本で言えばサツマイモの葉を乾燥させたような、ただ同然の安価で輸入された商品なのです。

　当時の仕入れ価格は一キログラム三〇〇円ですが、デパートでの販売価格は百グラム一二〇〇円、実に四〇倍の価格で販売しておりました。

　一二〇〇円の価格設定は商売の作戦であり、お客さんに『一キログラム一万二〇〇〇円ですが、一キロお買いになれば一万円にお負けしてあげますよ』と言って、値引き販売するため負け代が最初から計算されているのです。

　商談がまとまって一キロ一万円と消費税三〇〇円（当時消費税三％の時代）を受け取れば、消費税だけで仕入れ原価がまかなえる暴利の商品とも知らず、女心で痩せたい願望に負けて、つい買ってしまうのですが、飲んでも、飲んでも痩せないばかりか胃を悪くしてしまうのです。

　このダイエット商品なるもの、糖分の吸収をカットする働きがあると言うのですが、本当は味覚を麻痺させて、甘さを感じなくなるだけですから、痩せる効果は殆どないようです。

　ただ同然の商品を高い価格で買った上に、胃を傷めてしまってはお気の毒な話です。

　有名デパートでも堂々とこんな悪徳商売をさせているのですから、場所を提供しているデパートも同罪と思いたくなります。

　本当に痩せたいのなら、腹八分目にして運動でもすればお金などかからないのですが、努力をしないで、楽をして結果を出したいという甘い考えがある限り騙されてしまうのです。

　私達は大小便の排泄も飲食も呼吸も代理人にしてもらう事は出来ません。腹が減ったと言って、友達がご飯を食べても自分は満腹になれません。

こんな単純なことなど誰でもわかっているのですが、なぜか病気になれば病院に行けば治してくれる、薬を飲めば良くなる、肥満になればダイエット食品で痩せられるなどと思うようです。

人間は医学、科学に頼りすぎるために、自己努力を余りにも疎かにしているのです。

原点に還り、自己努力を主として他力を助けとして生きていくことが、氣康的生き方であると考えるこの頃です。

有名メーカー品であろうとも、有名店舗で販売されていようとも安易に信じてはいけないのです。

## ◆第六章・氣康体を会得する

氣は生れながらにして誰にでも備わっている能力です。それを強化する方法や、使い方がが解らないだけなのです。

氣が出せる、氣が使えるようになるには厳しい修業が必要なのかと、よく質問される方がいますが、氣を習得するために滝業や山篭りなどの難行苦行をする必要などは一切必要ありません。

心身を緩めて氣康体を創れば良いだけなのです。誰もが自転車に乗れるように、少しの練習で氣が出せるようになり、繰り返し練習すれば氣を強化することが出来ます。

安心安全な療法として世界中の人々に有効利用していただきたいものです。レベルの違いこそあれ、幼稚園児でも野球やサッカーが出来るように、氣康法も誰でも習得できる自然療法の技能です。

## 【氣康体を会得する】

氣康体とは、私の造語かもしれませんが【氣を感じる、氣を発する、氣を操作する】ことが出来る身体を氣康体と呼んでおります。

インターネット検索すれば解るように、世間には気功教室や気功治療院が沢山ありますが、その指導者やヒーラーをやっている人でも氣康体とは程遠い人が多くおられます。

ある日、気功治療院を経営している男性から五十肩で腕が上がらないので、氣を入れて欲しいと頼まれて氣を入れ始めたのですが、この男性の身体は全く氣が流れないのです。一般の人なら氣の流れが悪くても、氣を感じることが出来なくても一向に構わないのですが、少なくとも氣を駆使して人様に気功治療をしているプロの気功家が、氣を感じることが出来ないのですから呆れてしまいます。

先ずは、氣康体になって氣を感じることが出来なければ、氣の治療など出来るはずもありません。彼がやっているのは氣の療法ではなく、整体やマッサージの部類になると思うのです。

それでは、氣康体になるためには特別な訓練をする必要があるのかと言えば、修業も訓練も殆ど必要有りませんというのが私の持論です。

氣康教室に初めて参加した人が、その日のうちに簡単に氣康体になる場合もあれば、最初は何も感じられなかった人が、大抵の場合は一ヵ月～二ヶ月と続けている間に氣康体になる人がほとんどです。多少鈍感な人でも、半年も氣康教室に参加されれば氣を感じる、氣を発する、氣を操作する事などは、難なく出来てしまいます。

そのコツは辛い厳しい修業や訓練ではなく、柔軟な心と身体を創り、頑張らないことに尽きるのです。私はいつも会員さんに『氣康教室は頑張らない方法を稽古をする場所です』と指導しています。

氣を出すには緊張と弛緩を同時に保持する事が理想的です。要するに緊張と弛緩のバランスなのです。身体は力を抜いてリラックスをする、意識はしっかりと目的を明確にして働かせることが必要なのです。指先や掌を使って、氣を出す事が多いのですが、これらの部位は氣の出口として使っているだけで、手が氣を生み出しているのではありません。

もし手先で氣を発生させているなら、身体の他の部位から氣を出す事が出来ないでしょう。

氣は意識と体幹部を連携させて発生させますので、身体のあらゆる部位から放射する事が出来ます。手、足、頭、背中、腹、肘、腕、腰、膝、呼吸、目視、意識、音声、などあらゆる部位から様々な手法で放射する事ができるのです。

体幹部を緩やかな波の如くにしなやかに動かして丹田を練れば、氣は無尽蔵に創生することが出来るのです。氣を出す練習としては、立禅などによる意識トレーニングと、活整運動による氣流の促進、呼吸法による操氣法のトレーニングを行います。対人による氣の交流稽古、氣ヒーリングの実習を繰り返し行うことで氣康力が格段にアップします。

これらの稽古も、先ずは力を抜いてリラックスすることが出来なければ成果は上がりません。

上達のコツはなんと言ってもリラックスに尽きるのです。私達は子供の頃から頑張る事や、忍耐を美徳と教えられて、勉強もスポーツも勉強も頑張ってきました。一般的には頑張る事は美徳と言われますが、頑張れば頑張るほど氣の能力は低下します。力と氣は反比例の関係にあります。

力が入れば氣は低下するし、力を抜けば氣は上昇します。

心と身体を緩めると言っても、頑張る事に慣らされている人には力を抜く事が難事なのです。

氣の習得は、心身の力みを消し去る事ができれば半ば達成されたようなものです。

見えない氣を信じて、素直な心で取り組めば必ず誰でも習得できるものです。氣で人を押したり、引いたり動かせるようになると自信も付いてきます。

氣の稽古は笑いながら、楽しみながら行なうことが一番上達の近道です。厳しい修業や鍛錬は緊張を伴うので、氣の上達にはむしろ邪魔にこそなれ、必要のないものとご理解いただきたいのです。体力、筋力の強弱などは氣の習得には大した問題ではありません。

男性の中には体力、筋力があるがゆえに力の抜き方が下手な人も沢山おられます。女性はもともと力が弱いのでリラックスが上手に出来ます。

氣は非力な人の方が上達が早いのもそのためであります。氣とは筋力を超えた不思議な力をも発揮できる私達の潜在能力であります。

氣は誰でも持っている、しかし大きく育てる方法が解らない。氣が使えるようになるには『厳しい修行が必要ですか』とよく質問されることがあります。氣の大家といわれる先生方の書物には、確かに長年の修行で氣は養われると書いてあるので、氣に興味があっても自分には無理ではなかろうかと、初めから腰が引けてしまうのです。

今から氣の勉強を始めようと思って、書物などを読んでも、自分に出来るかどうかが心配される方が多いのです。

確かに武道や太極拳も達人の域に到達すれば、最後は氣を会得できると言われておりますが、健康目的、癒し目的に氣を習得したい方が、武道などで氣を会得するには時間が掛り過ぎます。

ところが氣の上達期間は、稽古のやり方や指導者の力量と指導方針で大きく変わるのです。

先生自身は素晴らしい能力をお持ちでも、出し惜しみして教えない先生、生徒が上達すれば、自分と生徒の力量が縮むことを恐れる先生、指導カリキュラムが細かく組まれて、すべてお金次第で小出しに教える教室などもあります。

氣は武道や音楽を習うのと違って目に見えない世界だけに、習いに来る生徒さんも、判断が難しいところであります。

指導者の技量や人格などを見極めて確かな教室を選ぶのも氣上達のポイントとなります。

スポーツや武道、その他あらゆる身体を使う芸事は、書物を読むだけでは上達は望めません。

氣の習得も、学問だけで上達することが有り得ないのは当然のことです。氣は少しの知識と、緩んだ身体と研ぎ澄まされた意識の連携が重要です。氣が使えるようになるには、まず自分が氣を感じなければなりません。

体質的に最初から氣の通りの良い人もいれば、中々氣を感じることが出来ない人も居られます。

一般的には良いとされている、一生懸命に頑張ることが、氣の世界では上達を阻害し氣の能力を低下させます。

力と氣は反比例して働くために、力みや緊張は氣が低下しますが、力を抜いてリラックスすれば氣のハタラキが上昇します。

日本の言葉には【肩肘を張る】【脇が甘い】【小手先の仕事】など身体に関する言葉もたくさんあります。脇が甘いとは、すなわち脇が開いて肩肘が張った状態を言います。

肩肘を張ると力みが出るために、小手先の仕事しか出来なくなります。全身を有効利用するためには、身体が緩んでいることが大切なのです。

氣康体操、呼吸法、立禅、活整運動などの練習を継続すれば、緊張していた身体もやがて緩んで氣を感じ、氣を出せるようになります。

さらにレベルアップすれば、眼で見ているだけで癒やしが出来る目視ヒーリングを行うことも可能となるのです。

目視ヒーリングは観るだけで様々な症状を改善することが出来る大変便利な氣康法です。

肩こり、腰痛、頭痛など日常的に発生するトラブルを改善できることだけでも氣を学ぶ価値は大いにあると思われるのです。

プロの治療師や病院でも治すことが困難な、五十肩や、椎間板ヘルニア、偏頭痛なども、コツさえ掴めば簡単に改善に導くことが出来ます。

また骨折や近視、うつ病なども劇的に改善させることが出来るのも、氣康ヒーリングならではの素晴らしいところです。

氣は経験年数や知識、肩書きではなく常にリラックスした状態と愛の心を養うことが、善い氣を出す条件とも言えるのです。

小手先の技に捉われず、全身全霊で取り組めば、結果は必ず付いて来るはずです。

## 【共鳴する心と身体】

集団行動をしている動物たちを観察していると、彼らは言葉を交わさなくても、意思疎通が出来ているように思われます。

言葉も文字もない動物の世界では、人間社会と変わらず、結婚もすれば、子育てもする、共同で巣造りもします。また集団行動で隊列を乱さず行動する様は人間社会以上なのかも知れません。

意思疎通の手段を持たない動物たちが、仲間と意思疎通が出来るのは、意識が共鳴しているのではないでしょうか。

氣の勉強をしていると、実に面白いことが発見できます。人の意識や身体も、他者と共鳴する事が解って来ました。小学校の女性教師が時々ヒーリングを受けに来られるのですが、その先生から『学校で子供たちが言うことを聞かなくて困るのですが、何か良い方法はありませんか』と相談を受けました。私は学校教師の経験はありませんが、デパートで多人数のお客様を相手に物品販売の仕事を長年やっていましたので、人が話を聞く、聞かないというのは、聞き手よりも、話し手の方に問題がある事を知っていたので、子供たちに先生の話をよく聞かせる方法を教えてあげたのです。

それから二ヶ月ほど経って再び、彼女がヒーリングを受けに来て、結果報告をしてくれました。

『先生のアドバイスで子供たちの様子に変化が現れました』と言って、ヒーリング以外のことでも喜んで頂いたのです。

私が、その教師に教えてあげたのは以下のような内容だったのです。

『自分は大人で相手は子供だからと、思って喋るので言葉に重みがなく、子供たちの心の扉を開ける力がなかったのです。大人も子供も心の本質は同じですから、人は誰でも自己防衛の本能があり、常にシャッターを閉ざしているので、口先で上手に喋っても聞いてはくれません』

『子供たちを一人の人格ある存在だと認めて、心を込めてお話をすれば、きっと子供たちも心を開いて話を聞いてくれるはずです』

『それと大切なことは子供たち一人一人と先生が繋がることです』

『簡単に繋がる方法は、子供たちに触れる機会がある毎に触れることです。褒める時、励ます時、挨拶する時など児童と先生が触れ合う機会は沢山あるはずですから、身体で触れる、言葉で触れる、眼で触れる、いつも先生はあなたの事を思っていますと、言葉や態度で表せば、子供たちは先生の事が大好きになるはずですから、先生の話を聞くようになるはずです』

これらも教師の意識が変わることで、子供と教師の心が共鳴して良い結果が現れたのです。

逆に新興宗教の教祖たちが言葉巧みに信者を増やして、良からぬことを企てる事が出来るのも、信者が教祖の言葉に共鳴してしまうからです。

人は良い事にも悪い事にも波長が合えば共鳴するのです。こんな実験をしてみれば、人の意識が簡単に共鳴することが解ります。

炊飯器や電気ポットなどのような、持ち手の付いた物品を床に置いて被験者に持たせます。

一度持ち上げて、その重さを認識させてから再び床に置いて持たせたまま、術者が一〇〇キロになったと強く思うだけで、先ほど軽々と持ち上げることが出来た物が何倍にも重たく感じて、持ち上げることが出来なくなります。術者が重たくなったと思う意識が、被験者の意識と共鳴して被験者も重たく感じてしまう為に持ち上がらなくなるのです。

気功には遠隔ヒーリングといって、遠く離れた人に氣を送ってヒーリング効果を上げることが出来るのも意識の共鳴効果なのです。

また意識だけでなく身体も共鳴をする本能があります。武道などで相手を崩す場合に腕力に頼って技をかけても、相手は決して崩れません。腕を使えば、相手も腕で共鳴してしまうので体幹部を崩すことが出来ないのです。

相手の腰を崩そうと思えば、技を仕掛ける側が腰を使えば相手も腰で共鳴してくれるので腰から崩すことが可能になります。

見た目には腕を抑えていても、体幹部から崩れるのは、腰のハタラキを相手に共鳴させているからです。

人間には共鳴する本能が備わっている為に、共鳴の理論が解れば、対人関係にも氣康にも武道にも、あらゆる場面で利用することが出来ます。

## 【氣を巡らす、乗せる】

気功の書籍には、大周天、小周天などの言葉で、氣を巡らせる説明がされているのですが、余り難しく考える必要はないと思います。

簡単に言えば、氣を自由に身体の中を運行させるだけなのです。初心者の場合は、合指や合掌あるいは合跡の姿勢で氣を巡らす練習を行えば、それほど難しくはありません。体内を氣が流れて行くイメージさえ出来れば直ぐ出来るはずです。

足芯呼吸なども氣を巡らす練習になりますので繰り返し練習をしてくだされば良いでしょう。

私の教室で重視しているのは、氣を巡らすことよりも、氣を乗せる、氣をつなぐ、氣を操作するなどの技法を習得することです。

具体的な氣の操作法を訓練して使える氣康、役立つ氣康、の達人を目指していただきたいのです。

人はやる気がない時に『氣が乗らない』と言います。では氣が乗らないとは具体的にどういうことなのか、考えた人は少ないと思います。

なぜなら氣そのものを、認識できる人が少ないからです。先にも書きました、相手が共鳴する言葉とは、氣が乗っている言葉だと思ってください。氣が乗っていなければ、言葉も音楽も、音として認識はしても、心からの感動は生まれません。

有名歌手のコンサートに大勢の観客が詰めかけるのも、三流歌手のコンサートは集客力が弱いのも、その歌手の唄声に乗っている、氣の強弱が左右するからです。政治家の演説も、政治生命が終わりかけた政治家の演説は、自信ある言葉で語られていないので、氣が乗っていないことがテレビ画面からでも感じることが出来るのです。

私の主宰している氣康教室では、氣を乗せる練習を行います。言葉に乗せる、柏手の音に乗せる、拍子木の音に乗せる、経文に乗せる、団扇の風に乗せる、呼吸に乗せる、音楽に乗せる、物体に乗せるなど、ありとあらゆる現象や物に氣を乗せることが出来ます。

僧侶が読誦する経文も、氣が乗っていなければ単なるセレモニーに過ぎず、本当に死者の霊を天上界に、導くことが出来ているのだろうかと疑わしい限りです。また神主が、お祓いの儀式として振っている御幣振りも、氣が出ていなければ邪気祓いとしての効果は期待できないと思うのです。

一般の人から見れば、厳かに行う仏教儀式や神式をありがたいと思うのでしょうが、氣が解ってしまえば、難しい儀式や経文、祝詞言葉を知らなくても、霊の供養や邪気祓いは出来るのです。

氣が乗っているとは、言葉だけでなく身体や魂で感じることが出来るのです。

例えば団扇で扇ぐと、涼しい風を身体で感じることが出来ますが身体は動きません。これは単なる風であり空気が移動したことで涼しさを感じるのです。この団扇の風に氣を乗せて扇げば、涼しい風だけでなく、身体が押されて動くので氣が乗っている事を目で確認することが出来るのです。

これは拍子木の音でも、柏手を打つ音でも同じ現象が起こります。音楽ＣＤに氣を入れて音楽を流せば、氣を感じることが出来る人は、身体が氣に反応して勝手に動き始めるのです。

私が創作した『癒しの言葉』を大きな声で唱えると初めて聞いた人は、声を出して泣いてしまいます。それもその文言と声に氣を乗せているからです。こうしてモノや動きや意識に、氣を乗せることが出来れば日常生活でも、気が乗らない、やる気が起こらない、などということが少なくなり、いつも氣が乗った生き方が出来るでしょう。

身体の隅々までも氣を充満させて（氣を乗せる）行動すれば、心も体も安定するのです。

身体に氣が充満していれば、自然に身体が安定しているので、雑踏の中を歩行中に人と接触しても、簡単に転ぶことを防げるのです。

日常生活で話し言葉や身体の使い方も、氣と関連付けていれば、仕事もはかどり疲れも少なくなるのです。

## 【氣をつなぐ・操作する】

氣を乗せる、氣を繋ぐ、氣を操作する、これらの感覚が理解できるようになれば、今まで常識と思っていたことが覆り、不可能と思われていたことがいとも簡単に出来るようになります。

氣を繋ぐとは、自分の氣と他者（人やモノや自然界も含む）の氣を交流させることであります。

例えば、水を入れた二個のバケツがあれば、水もバケツも二つとして数えることが出来ますが、ホースを入れて両方の水を交流させると、バケツは二個ですが、水は一つになってしまいます。


私たちの身体にもバケツの水と同じく、氣が満タンに詰まっていますので、他人の身体の氣は、自分とは別の存在ですが、バケツの水と同じく両者の氣をホースで繋いでしまえば、身体は二体でも氣は一体になってしまいます。

一体になった氣は互いに交流をしていますので、高きから低きに流れるという、自然の摂理で、エネルギーの高い人から、エネルギーの低い人に元気な氣が流れて行き、元気が貰えるというハタラキが起きるのです。

この作用を利用したのが氣ヒーリングであり、氣ヒーリングは不思議現象でも神秘現象でもなく、超自然のハタラキであることが解ります。

氣は繋いでしまえば、人でも、モノでも植物でも自然界でも、簡単に交流が出来てしまいます。

合気道や、合気柔術で使われる『合気』や『気結び』も、活整氣康法で行う『氣を繋ぐ』と同じハタラキを利用したものです。

一心同体という言葉がありますが、これは多人数が心を同じくして、一致協力する時に使う言葉です。口で言うほど簡単に他人の心と身体が一体になるとは思えませんが、氣は、いつでも誰とでも瞬時に一体になることが可能なのです。

氣を乗せることも、気を繋ぐことも氣を操作すること（氣康法）の一部分です。

敢えて、個別に説明をしておりますが、最終的には氣を思い通りに操作出来れば良いのです。

冷たい氣、温かい氣、涼しい氣、激しい氣など、放射する氣の種類も用途によって使い分けが出来るだけでなく、氣の動かし方なども自在に出来れば、氣ヒーリングも難しくはありません。

ヒーリング時に患部に直接ヒーリングする場合でも、疾患の種類によって気を拡散しながら入れる方法もあれば、集中して入れる方法もあり、また患部から遠く離れた部位から氣を送る場合には、目的の部位に氣を届かすことが必要ですから氣を動かすことが出来なければならないのです。

内臓深くに疾患があれば、皮膚に氣を入れても効果が無いのは当然であり、皮膚や肉を通過して氣を患部に届けなければなりません。

癌腫瘍や、骨折などのヒーリングであれば、直接患部に氣を集中的に入れなければ癌を消すことも、骨折を繋ぐことも出来ません。

また、トラブルの種類も、内臓、骨格、筋肉、神経、精神的トラブルなど多様であり、各々の疾患に適した氣を自由自在に操作出来ることが出来れば、ヒーリング効果も高くなります。。

# ◆第七章・怪しい気功教室

## 【高額料金のシステム】

気功を神秘なモノあるいは超能力なモノとして宣伝して、やたらと高額な料金を設定している場合がよく見受けられます。

一般的に気功という言葉は知っていても実際に体験したことがなければ、気功がどういうモノか解らないのは当たり前で、たまたま知った情報が不当に高額な場合でも、その金額に価値があると思い込んで、騙されてしまうようです。

ある気功教室の無料体験説明会の案内状が届いたので、参加したことがありました。

一流ホテルの広い部屋を借り切って大勢のスタッフを使い、ビデオ映像を見せながら、その気功教室の宣伝をしていました。

無料で配られる資料も豪華なのです。

DVDが添付されたカラー印刷の冊子と、主宰者が氣の達人になるまでの経歴を詳しく書いた漫画本なども同封されていました。この会場を借りるだけでも二〇～三〇万円は必要と思われる会場であります。スタッフの人件費や、資料の費用などを考えても、一〇〇万円単位の費用が必要だと思われる無料説明会でした。

その教室のシステムは、気功法を習得するための稽古の必要は無く、生徒は座っているだけで先生が氣を流してくれるので、氣の達人になることが出来ると言います。

初級、中級、上級と三段階の受講が必要で、その費用は、受講料だけで一〇〇万円を軽く超えてしまいます。豪華な無料説明会を開催して資料を配布しても、不特定多数の人を集め勧誘すれば、一〇人も入会してくれたなら一千万円を超える収入になるので採算は合うのでしょう。

主宰者は採算が合っても、一〇〇万円も費やして、気功を習得する事ができなかったら受講者の方は、採算が合いません。

　その後、この気功教室に入会して一〇〇万円以上も払って研修を受けた女性が、私の教室に入会されたのですが、氣を感じることも氣を使うことも出来ないレベルだったのですから、騙されたと言っても過言ではないはずです。

　また高額の手口には、霊の話、あるいは過去世の話、幽体離脱、など神秘や怪しい話と氣とを、混合させている場合が多いようです。

　神秘、霊などの世界は浄霊，除霊、魔除けなどの名目で、高額な金品を騙し取られるばかりでなく、精神的にも危険が伴いますので、取り返しがつかなくなる場合もありますので、近寄らない事が賢明と思われます。

　精神的トラブルも解消できますと宣伝されている、ある気功教室のホームページを見た女性が、相談の為に電話をしました。

　あれこれ話をすると、その先生曰く『貴方はとても危険な状態にあるので、すぐにでも教室に来て下さい、私の教室はお医者さんや会社経営者の方など、ハイクラスの会員さんが多い教室ですから安心して来て下さい』と言われたので、念のために『入会金はいくらでしょうか?』と尋ねると五十万円と言われたそうです。

　彼女が『私にはそんな大金は用意することが出来ません』と言うと『勝手にしなさい』と言ってガチャと電話を切られたと言っていました。

　たかが気功を教える、あるいはヒーリングを受けるために五十万円もの入会金が妥当なのでしょうか。この話はその後に、この女性が私の教室に無料体験に来られた時に聞いたのです。

　このような話を聞くたびに、いつまでたっても世間から気功は怪しい、いかがわしいと思われても仕方がないと感じます。しかしまじめに気に取り組んでいる人達からすれば、本当に迷惑な話であります。

また料金の問題とは別に、瞑想などを重視する教室もあるようですが、瞑想中に低次元の世界に引き込まれて、精神を犯されて廃人状態になる人がいるという話もよく聞きます。

氣の上達と瞑想は関係がありませんので、瞑想も危険を伴うことを知っておいた方が良いでしょう。

ある日、四〇歳くらいの男性が私の教室へ体験受講に来られました。その男性は半年ほど前に、某気功教室に入会して瞑想に取り組んだそうです。その後体調が悪くなり仕事も辞めて、家でブラブラしていると言うのです。

私の観察したところでは、彼は瞑想で無心になった時、他人様に自分の操縦席を占拠されたのだろう思われるのです。

瞑想時は、自分の心を空にするために、本来自分で操縦しなければならない心の操縦席を、他人に乗っ取られてしまう危険性があるのです。

瞑想で氣のレベルが上がるかどうかは知りませんが、私の教室の会員さん達は瞑想などやったことがありません。危険を伴う瞑想などの稽古をやらなくても、氣を使うことは充分出来るのです。

## 【一日六〇万円のセミナー】

剣道、柔道、空手、合気道などの武道教室は全国至るところにあり、先生方もボランティアで指導されている方も多く、また営利事業で運営している教室でも、法外な受講料を徴収している話などは聞いた事がありません。

それに引き換え、氣に関連したセミナーやヒーリングは、驚くほど高額な料金を徴収している団体がたくさんあります。私の教室にもどこで調べたのかわかりませんが、各種セミナーのダイレクトメールが毎月のように届きます。

その代表的なものを紹介しますと、

【当会のヒーリング法は、気功師、霊能者、整体師の先生が共同開発した〇〇パワーセミナーです。あなたの治療はなぜ治らないのですか、わずか六〇万円の受講料でこのセミナーを一日受講すれば、どんな難病でも即座に治すことが出来る、〇〇パワーの技術が習得できます】

わずか一日で伝えられるような内容が六〇万円も必要なのでしょうか？　友人の治療師に聞けば、彼の治療院にも同じダイレクトメールが届いていると話していました。

また別のセミナーでは三日間五〇万円の基本受講の後に、毎月一日三万円の研修を受けるシステムになっていました。一年間勉強すると五〇万円プラス、年間受講料三六万円が必要となり、初年度は八六万円、その後は毎年三六万円払い続けなければならないシステムになっています。

このセミナーを受けて既に総額二〇〇万円は使ったという人が、私の教室に会員として勉強に来られるのはなぜなのでしょうか。

そこまで値打ちのあるセミナーを受けた方であれば、月額一万円にも満たない受講料でやっている、私の教室に通う必要などないと思うのです。

## 【五分で七〇万円の伝授】

ある日、氣康教室の会員さん達とハイキングに出かけた先で知り合った女性が、私も気功が出来ますと言って話しかけてきました。

それから一週間ほどして、その女性から電話があり、大阪に行って氣康の個人指導を受けたいと言って、名古屋からやって来ました。

話を聞けば友人に誘われて、有名な気功の先生から伝授を受けたので、自分も氣を出すことが出来ると思っているのです。

友人の話では、『気功の大先生から伝授を受けると、貴方もその先生と同じ氣が使えるようになります。伝授費用は本当なら一四〇万円ですが、私の紹介があれば、今なら半額の七〇万円で受けることが出来ます』との誘いに乗って家族三人で二〇〇万円以上もする伝授を受けたそうです。

『試しに私に向かって氣を送ってください』とお願いをすると、私に向かって何やら手をひらひら動かしていました。本人は氣を出しているつもりのようですが、気はまったく出せていないのです。

『気の毒ですが、貴女から氣はまったく出ていません』と言って氣が出ていない検証をしてあげると何とか納得をしたようです。

その後、三時間ほど、個人指導をして、氣を出す、氣を感じることが出来る氣康体に導いてあげると、『大阪まで来て本当に良かったです』と喜んで会員登録まで済ませて帰られました。

大金を費やして受けた伝授ですが、まったく氣を出すことが出来ないのですから、甘言に乗って騙されてしまったと言ってもいいでしょう。

五分で七〇万円の役に立たない伝授より、三時間で一万円の私の個人指導を受けたほうが、よほど価値があるはずです。

その後、五分間七〇万円伝授の気功団体は、詐欺で告訴をされる、脱税で告発されるなど、度度々ニュースに取り上げられている有名な悪徳団体であることも解りました。

詐欺などで告訴された団体は、暫くすると名前を変えて、以前の団体とは関係がないように装って、何度でも同じ活動を続けている事も知らず、被害者が後を絶たないのも困りものです。

もちろん高額なセミナーでも、高額伝授でも料金相応の値打ちがあり、金額に相当する技術を習得できるなら問題は無いのですが、氣の習得はお金を払ったから出来るという性質のものではありません。

そのような高額セミナーを受けた方が、私の教室の会員となって稽古に来ておられるということは、それらの受講を受けても大した内容ではなかったからです。

急がず、あせらず、あわてず、ゆっくりと、これは健康法にも繋がる心構えですが、氣の習得も練習以外に上達の道はありません。

お金の多寡で病気が治らないように、お金で上達は買えないのです。武道も書道も音楽も、あらゆる芸事は練習あるのみ、上手になるコツは、継続する、好きになることが一番なのです。

私の教室では、以前に通常の稽古以外に外部の方にも参加していただけるように、大きな会場を用意して、年に二回ほど研修会を行っていました。朝九時から夕方五時までみっちり稽古をして一日五千円ほどの受講料でした。

初めて参加された方が、一様に口にされるのは、『こんなに内容が濃い上に、とても安いので驚きました』と言われます。

氣の教室は全国に数えきれないほどたくさんありますが、組織の大きさや指導者の肩書きではなく、理論理屈を抜きにして、本当に氣が使えるかどうかが大切なのです。

私の教室にも他の団体で、氣を学んでおられる方や、指導をされている方も来られることがよくあります。その人たちは自分のやっている技法では、五〇肩も腰痛も治すことが出来なくて、訪ねて来られる場合が多いのです。

世間の常識として、料金が高いと値打ちがあると思われるようですが、料金と中身が比例しているとは限りません。

特に半年、一年と会費の前払いを求める団体や、やたらとエネルギーグッズを販売する団体は要注意だと思わねばなりません。

## 【霊障もお金儲けの材料】

宗教団体の得意技は、霊を担ぎ出してお金儲けに利用するのはよくある手ですが、気功の先生も霊の話が好きな人が沢山おられます。

自分で治せない疾患を霊のせいにするなら、除霊する力も持ち合わせていなければなりません。

除霊の力も無い人が、さも判っているかのように、霊障だと言って患者を不安がらせてはいけないのです。私はヒーリングを行いながら、霊障と思われる疾患に対しては、患者に告げることなく黙って除霊をしています。

なぜなら、自分の感覚で霊障ではないかと感じているだけであり、私には霊を見ることも、霊と会話を交わす能力も持ち合わせいないからです。

具体的に確証のない話をしても仕方がないと思うので、黙って除霊を行うのです。私が霊障と感じた疾患の殆どに効果がある場合が多いのは、見えないながらも自分の感覚が誤りでなかったと自己満足しながら、ヒーリングをしているのです。

実際に霊を見ることが出来る、あるいは霊と交信する事が出来る人も居られるようですが、霊と交信出来る人の多くは、その人自身が霊に侵されているとも考えられるので、なるべくお近づきにならない方が身の為と思ってください。

まして浄霊する能力のない人が、見えない世界を、さも見えるがごとく語り、霊障や憑依霊などの弊害を説くのは、売り上げを上げる手段だと思えば、騙されないで済みます。

氣の教室でも、やたらと霊の話に深入りする先生には、近づかない方が賢いでしょう。

惑わされず純粋に氣を学べば不必要なお金を出費する必要もなく、道を誤ることはありません。

何事もインスタントに身に付くことはなく、日々の積み重ねが実を結ぶのは、何の世界にも通じる事だと思います。

## 【氣が使えない気功教室】

『気功教室に〇〇年通っていました』とか『気功を教えています』あるいは『気功治療をしています』など氣に関係した人とお会いすることが時々あるのですが、残念なことに、私が『この人の氣は凄い』と思える人に出会った経験がないのです。気功教室が全国いたるところにありながら、使える氣を教えている教室がいかに少ないかということです。

以前に太極拳を習いたくて一年間ほど所属していた太極拳教室は、気功太極拳の名称で気功と太極拳を教える教室でしたが、気功と思える稽古は殆ど行われず、わずかに立禅の時間があるだけでした。

先生の話では『中国の〇〇先生は、身体を振るだけで人を倒すことが出来る』など気功の話をするだけで、気の出し方さえも教えません。

会員は、太極拳と気功を同じものだと思っているのです。

またある有名カルチャー教室の気功教室に体験受講したとき先生に質問されました。

先生『貴方はどんなイメージで気功教室に来られましたか?』

『氣で人を飛ばしたり、倒したり、病気を治す、骨折を繋ぐ、癌を消す、などが出来るのが気功だと聞いています』と私が答えると、先生曰く『私にはそんな事は出来ません、この教室でやっているのは、呼吸法や体操を行いながら、リラックスを導く指導です』と言われました。

リラックスの稽古をするだけであれば、それなら看板に掲げてある、気功教室の氣はどこに行ったのでしょうか。

その先生は、さらにこう言います『うちの教室では内気功をやっているので、外気功はやりません』内気功、あるいは外気功という区別をして、私は内気功しか出来ませんという人が、果たして本当に、気を使えるのかどうか疑わしく感じた気功教室だったのです。

氣を自らの体内に巡らすのが内気功、外部に氣を放射するのが外気功、どちらも自由に出来てこそ、気功をやっていると呼べるのではないでしょうか。

また気功教室の看板を掛けて活動しながら、自分の持っている能力を、出し惜しみして教えない先生もおられます。自分は、あれも出来る、これも出来ると言いながらも、生徒が出来るように教えないのも、会員を長く引き止めるコツかも知れませんが、先生が出来ても生徒が出来なければ、教室として意味がないのです。

先生が出来る技術を生徒に伝えて、生徒も先生と同じことが出来るレベルまで指導するのが、教室としての価値と思うのですが、先生と言われる人の多くは自分の業を出し惜しみするのです。

あるいは先生だけが出来る業だと自慢するために、珍しい技を見せることはあっても、具体的なやり方や、こうすれば出来ますとは決して教えない教室が多いのです。

すべてを教えてしまえば、生徒と自分の力量が縮まって先生として、生徒と技量の差異を保てなくなることや、業の在庫を残しておきたい思いもあるようです。

私は，もともと商売人であるため少し考え方が違うのです。自分の出来る業はすべて放出して在庫を残さないように心掛けています。

自分が出来る最大限の技量を、教室の生徒さんには余さずお伝えしています。

伝えたことがすぐ出来る人、すぐには出来ない人の差は、個人能力の問題であり仕方がないのですが、繰り返し稽古をすればやがて出来るようになるものです。

私は気付いたこと、発見したことなど、その技量を隠さず、在庫を残さないで放出してしまうのです。

商売でも無駄な在庫は不良在庫となり、次の仕入れに差し支えるように、氣康の業もすべて出し尽くして、在庫をなくしてしまえば、また新たな発見や気付きが生まれます。そして次の研究や自分のレベルアップになると思っているからです。

## ◆第八章・身体の不思議

### 【不思議な身体のハタラキ】

私たちの身体は骨と筋肉と水分から構成されています。頭骸骨が二三個、頚椎七個、胸椎一二個、腰椎五個、その他肋骨、骨盤、四肢の骨格など合わせて二〇〇数個の骨が骨格筋で接続されています。最近これら各々の骨の数にも意味があるのではないかと思うことがあります。

なぜ手足の指が五本なのか、八本あればもっと便利かもしれません。眼も前後左右についていればとても便利、手足も四本あれば面白いではないか、など馬鹿なことを考えておりますが、神様が精妙に計算して創られたであろうこの身体は、骨の数も眼、鼻、口、耳などあらゆる器官が、調和して働くことが出来るようになっているのです。

脳は頭蓋骨で保護され、また心臓も肋骨で大切に保護されているのは、脳や心臓は損傷すれば生命にかかわる大事に至るからです。

胃や腸が柔らかい腹部に収まっているのは、飲食によっておこる収縮を容易に出来るようになっているとも思われます。このようにすべてを計算しつくされた身体の仕組みこそ、神のなせる業としか言いようがないのではないでしょうか。

私たち人間は神の分身であると言われ、神の子とも呼ばれ身体は小宇宙とも言われています。

一分間の呼吸数、体温、脈拍などが自然界リズム（海の波）の倍数で関連しているという説を聞いたことがあります。人の生死も海水の干満に影響されているとも言われているように、人の身体には医学や科学で解明できない不思議なことが沢山秘められております。

人はどうして氣を出すことが出来るのか、氣で何故病気が治るのかも、解明できておりません。

車の燃料も乾電池も、使えば消耗するのですが、氣はいくら使っても、消耗しないのは何故なのかも判らないのです。こうした未知の世界を探求できるのも氣康の楽しいところであります。

あるとき私はとても面白い発見をしたのです。それは日本の言語は、『あ・い・う・え・お』の五母音を基本にして成り立っています。指が五本、身体の要である腰椎が五個であることも、母音が五音であることにもすべて意味があるようです。

ある音楽家が指導しておられる発声学の教室を、体験させていただいたことがあるのですが、この音楽教室では音楽を教えるというより、発声法の勉強をしています。『ア～　エ～　イ～　オ～　ウ～』とリラックスして声を出せば呼吸が深くなり歌唱力が付くのだそうです。

稽古が終わって『なぜアイウエオではなく、アエイオウですか？』と質問をしたところ、先生曰く『なぜかは判りませんが、発声法は全世界アエイオウで行われています』との答えでありました。

日本語ならアエイオウの母音を発声法に使うことに不思議を覚えないのですが、言語の異なる海外、それも全ての国でアエイオウが使われているとは本当に不思議としか思えないのです。

それはこの発声教室に参加する一年ほど前に、ある不思議なことに気が付いていたからです。

ある日、氣康の稽古中に言霊の話になり、日本語には言葉や音にそれぞれ違った力が宿っていることを説明しておりました。

『槍や弓矢の矢は、ヤ音であり、ヤ音は貫く力、突き刺す力があるので槍であり矢であります。

また日本では戸、扉、留める、泊める、停める、止める、ト音には止める力があるので外部からの進入を防ぐのは戸、扉でわかるようにト音が使われています』などの説明をしているとき、それならば母音であるアイウエオにはもっとすごい力が宿っているのではないだろうかと思い、試してみることになったのです。

感度の良い女性に立っていただき、ア・エ・イ・オ・ウの五音を発すると、腰椎が上からアエイオウの言霊に共鳴するのです。発声法のアエイオウの順番というのも何かつながりがあるかも知れないのです。

この理論から考えれば腰痛はアエイオウを唱えるだけで治すことも可能かもしれません。

これらは科学で証明することの出来ない身体の不思議なハタラキではないでしょうか。

氣は目で見ることも、触ることも、質量を計測することも出来ません。

知識人が氣の世界を信じようとしない理由は、科学で検証できないものを信じることは出来ないというのが理由のようです。しかし信じようと信じまいと、この世には氣と同じく見えない、触れない、計測も出来ないけれど、働きとして存在している事象はたくさんあるのです。

地球や月に、引力が働いていることは現代人の常識ですが、月や地球を分解して調べても、月や地球の内部に引力装置を見つけることは不可能と思われます。それでも引力は確かにハタラキとして存在するのです。地球が宇宙空間に浮かんでいる事実がありながら、その謎さえも解明できないのです。

自然界の空気や水の循環、地球の自転公転など、それらを動かしている動力装置は、どこにも存在しません。にもかかわらず雨が降る、確実に朝昼夜が巡ってくるなど、宇宙には科学で証明できない事象はいくらでもあるのです。

科学が万能と断言できるなら、天体運行の動力源や、地球が宇宙空間に浮遊している謎も、解いてもらいたいものです。

私達の身体は、小宇宙ともいわれる通り、科学で解明できないものばかりです。

意識や心、魂、第六感なども人体を解剖して、くまなく探しても見つける事など不可能なのです。

武道で言われる中心軸や丹田なども、物的には存在しませんが、これもハタラキとして存在します。

神、霊、魂、心、意識、氣、生命エネルギー、六感、六腑、丹田、経絡、経穴、身体の中心軸、その他まだ有るかもしれませんが、これらの見えない、触れない、計測することも出来ない、ハタラキの存在を科学的に証明する事は困難ですが、科学的に否定する事も不可能ですから、見えない世界を盲目的に否定することは、自然界の営みをも否定するのと変わらないと思うのです。

否定する能力のない人が、否定する資格などないのです。私は、見えない触れない氣を信じて、これからも社会のお役に立てたいと思っています。

氣は私たちが心身の健康のために、積極的に取り入れている無の世界のハタラキですが、無の世界こそ、本当は有の世界とも考えることが出来ます。有形の物質は、永遠にその形を留める事は不可能ですが、無形の存在は壊れることがないので、本当は無形の働きが有形の世界を支えているとも思えるのです。

私の主宰している氣康教室は、多くの気功教室で行っている、気功と称するポーズを練習しているのではありません。

実際に氣を発する、氣を感じることが出来るように呼吸法や立禅、対気などの稽古を通じて氣感を高めています。

最初は氣を感じることも、発することも出来なかった人が、わずか二時間の稽古が終わる頃には、氣を操って人を動かすことが出来るようになります。それまで氣に対して半信半疑であった人も、自分が出来るようになれば見えない氣を信じるようになるのです。

私たちの身体をパソコンのシステムにも似て、肉体がハードで、意識や心、生命エネルギーや魂と呼ばれている存在はソフトになります。

いかに頑強な肉体の持ち主でも、これらのソフトが失われてしまえば、身体はただの肉塊に過ぎません。肉体は有であり、心や意識、生命エネルギーは無であるといえるのです。

ここでも有の肉体を、無の生命エネルギーが支えていることがわかります。

地球は一日に一回転の自転と一年間に太陽の周りを一周する公転をしています。

地球の自転は地表速度で時速一六〇〇キロを超える超高速で回転している事実も、この大きな地球が宇宙空間に浮かんでいる事実も、今では誰も疑いませんが、その働きを支えているのは目に見えない偉大なるエネルギーだと思えるのです。

天体を運行しているエネルギーの出力元を科学で説明することが出来なくとも、超高速で回転している事実がある以上、偉大なるエネルギーの存在を否定することは誰も出来ないのです。

科学こそすべてであると固着していては、本当に大切なものを見落とすと思うのです。

健康問題を考えても、身体が骨や臓器の部品を組み立てて作られているかのように錯覚をして、建造物の修理をするがごとくの対処療法から、脱却出来ない現代医学は、限界に来ているのかもしれません。

身体は有の肉体と、それを支えている無の生命エネルギーが調和してこそ、正常に働くことが出来るのです。

## 【ひかりの身体こそ本当の自分】

氣は、放送局と受信機の関係と同じです。発信した氣を上手に受信さえしてくれれば、発信者の意識が伝達されてしまうのです。

こちらが右に動けと指図すれば、右に動き、止まれと命令すれば止まります。氣を催眠術と同じではないかとよく質問を受けますが、催眠までに時間のかかる催眠術と違って、瞬時に伝わる氣は、伝達の回路が違うように考えられます。

氣は何故、身体に触らず人を動かす事が出来るのか、学問で解明する事は難しいと思われます。

学問的に証明することは出来ませんが、私の仮説を紹介いたしますと、次のような理論を考えております。

人は、両親を縁として与えられた物質の肉体と、神様から頂いた意識体【ひかりの身体】が合体して、パソコンのハードとソフトの関係の如く生かされています。

パソコンはご存知の通り、ソフトをインストールして、初めてパソコンとしての働きが出来ますが、ソフトがなければ無用の長物であります。

人も意識体【ひかりの身体】と言うソフトが抜け出て肉の身体に戻らなくなれば、残された身体は只の肉塊であり死を意味します。

このひかりの身体を宗教用語では光子体と言い、光子体には魂（ソフト）が組み込まれております。ひかりの身体には、永遠の生命として転生輪廻を繰り返し、多くの智慧が内在された本当の自分であり、肉の身体はこの世で活動するための道具に過ぎないのです。ひかりの体と肉体は心身不二と言い、常に離れられない存在であります。

いきなり宗教じみた話を持ち出しましたが、新興宗教の話ではありません。

誰もが肉の身体が自分だと思っていると思いますが、肉体は私たちが現世で生活するための乗り物であり、その実態はレンタカーのようなものだと思うのです。

身体は、いかに自分のものだと思っていても、自分の自由にならない事柄がたくさんあります。

心臓も胃腸も自分で操作は出来ないし、老化も止めることは出来ません。肉体を自由に動かせる箇所は、身体各部の動作に限られており、血液の流れも内蔵諸器官のハタラキもコントロールすることが出来ませんが、ひかりの身体は、自分の思い通りに自由自在無制限の動きが可能です。

このひかりの身体は、肉眼で見ることは出来ませんが、感じることは出来るのです。

手足の欠損した人が、肉体として存在しないはずの箇所に痒みを覚えたり、だるさを感じるとよく言われます。これらも、肉の身体が失われても光の身体が存在する証なのです。これらの現象は肉体として欠損しても、ひかりの身体は損傷することなく元の健全な状態を保っているので失ったはずの手足に感覚があるのです。

また寺院に行けば沢山の仏像や仏画が祀られています。その仏像や仏画の背後には光背という後光が現されています。この後光とは、ひかりの身体が肉体より大きくなって、肉体からはみ出した状態を描かれているのです。

光の身体＝魂（意識体）ですからその人の精神レベルが高くなれば光の身体が、肉体よりも大きくなってくるのです。

奈良の大仏様なども、時の権力者が権力を誇示するために建立したとも思えますが、真の目的は、魂を磨き調和すれば、宇宙即我の境地、すなわち宇宙大の境地を得ることが出来るとの教えを、あの大きな仏像で現しているのだそうです。

このように考えれば、身体と意識の関係も、今までとは違う角度から観察できるはずです。

氣の勉強をしている人たちは、私の理論である【ひかりの身体】を理解することで、多くの疑問を解くことが出来るはずです。

氣のパフォーマンスで身体に触らず、人を動かす、飛ばす、押さえつけるなど、科学では説明のつかない現象を見せることが出来るのは、【ひかりの身体】を操作することで、不可能なことを可能にしているのです。

遠く離れた場所に立っている人を動かすことが出来るのは、自分のひかりの身体の腕を伸ばして相手のひかりの身体を動かしているのです。

氣パワーで【ひかりの身体】を肉体から抜いて移動させることによって、肉体が【ひかりの身体】を追っかけて移動するために起こる現象です。

氣の本質は、ひかりの身体そのものであり、自分のひかりの身体を使って、他人のひかりの身体を操縦することで、様々なパフォーマンスを見せることが可能になるのです。

肉体が移動すれば、ひかりの身体も必ず同調して動くのです。ひかりの身体は、ひかりであるがゆえに、質量が存在しないので質量のある肉体より、早い速度で移動する為に、肉体よりも早いスピードで移動させられたひかりの身体を、物質の身体が追っかけて行く様子が、見ている人には気で飛ばされたと見えるのです。

このひかりの身体を、自由自在に操ることが出来るのは、意識のハタラキであります。

　また意識は意識体と呼ばれる、ひかりの身体に包含されているのです。

　氣の勉強を始めて間もないころ、ある有名な気功の先生に『氣は何故触れないで人を動かすことができるのですか?』と質問したことがあるのですが、答えは得られませんでした。

　私は、この疑問をいつか解明したいと思っておりました。それから数年経ったある日、氣の稽古中に人の身体からソフトを取り出して横に移動すると、身体は必ずソフトを移動させた位置まで追いかけて来るという現象を発見したのです。

　この事はヒーリングにも大いに役立つのです。例えば背骨の曲がった人を治療する場合、曲がった肉体背骨を矯正することは難しいのですが、肉体に同調して曲がっている、ひかりの身体を真っ直ぐに伸ばしてあげれば、逆の働きが起きて肉体がひかりの体に同調して伸びてくるのです。


　ひかりの身体は眼にこそ見えませんが、私の氣康論では理論としても現象としても立派に成立しています。

　ひかりの身体理論を唱えている気功家は、私以外に誰も居られないようですが、氣の世界を神秘、不思議現象として捉えるのではなく、誰もが納得する説明が出来るようになれば、氣ヒーリングを怪しげなものと思わなくなることでしょう。

　何かの原因で身体が変異している人の光子体に氣を送り、光子体を真っ直ぐにしてやれば、肉体の変異も正常化されるのです。もちろんこの反対の事も可能です。

　真っ直ぐな身体を曲げるのも、光子体を曲げてやれば人の身体は簡単に曲がります。

　人を動かす理論も同じであり、光子体を肉の身体から氣の力で引き離してしまえば、肉の身体は光の身体と密着していなければならないので、動く事が出来る肉の身体が、ひかりの体を迎えに来て合体するのです。これらの事象を学問的に立証することが出来なくても、実際に体感すれば納得が出来ますので、氣の理論としては成り立つと考えております。

氣は意識エネルギーであるゆえに、意識の身体である光子体と、容易に共鳴する事ができるのです。光子体に働きかけて、肉の身体を癒すことが出来れば、より確実によりスピーディに効果の上がるヒーリングが出来るようになります。

人が発する氣は意識エネルギーであるため、人には個々の性格、意識が異なるように、氣の質も各人異なる質となります。

癒しの為に行なう氣ヒーリングを、怒りや憎しみの意識で施術することは絶対避けねばなりません。施術者も被術者も互いに信頼、愛、感謝の気持ちで、安らいだ意識で行なう事が大切であります。ヒーリング時には自我を捨てて天にお任せする境地になれば、その効果が大となるのも、偉大なるエネルギーの援助があるからかも知れないのです。残念ながらこれらの事も含めて、氣の質量を数値や映像で表すことが出来ないために、まだまだ多くの謎が残っているのも事実です。

科学的証明が出来なくとも、氣ヒーリングで現代医学に見捨てられた人たちを、たくさん救済していることに、私は誇りを持ち、世間で奇跡と呼ばれる出来事も、氣の世界では日常茶飯事の常識となるのです。

## 【頭脳意識と細胞意識】

心とは、脳の働きであると思われているようですが、脳は様々な情報を処理する精密機械であり、脳が心であると思うのは間違いだと考えています。その心というのも単一のものではなく、今までに輪廻転生を繰り返してきた前世の体験を集約している魂と呼ばれている存在と、現世の環境や教育や思想で培われた知識との両者が、融合して働く力が心であり、その顕れが意識であると思われるのです。

人間は、同じ両親から生まれ、同じ環境で育っても、兄弟や姉妹の性格が異なります。

それは前世の体験が異なるからかも知れません。同じ教育を受けても、過去世の体験が違えばその判断が異なるのは当然のことなのです。

明るい人、暗い人、静かな人、口うるさい人など、人の癖は千差万別であります。生まれついての性格や癖、環境や教育によって培われた性格や癖など、これらを合わせて個性という意識が働くのです。

身体の五感でキャッチした情報と意識の波動が、脳細胞に伝達されて身体で表現しているのです。これらの脳細胞を経由して働く意識とは別に、あらゆる生命体には、肉体細胞にも意識が存在していると思われます。

私たちの意識は頭脳にあると考えるのが常識になっていますが、頭脳だけが意識を働かせていると考えるのは間違っているのです。私たちの肉体は、六〇兆個ともいわれる細胞集団の結合により成り立っているのです。

人の身体に頭脳があるのは解剖学的にも明らかですが、私は肉体細胞には身体脳（細胞の脳）が宿っていると考えています。六〇兆個ともいわれる身体脳細胞は、二〇〇〇億個の頭脳細胞とは比べ物にならないほど優秀なのです。

しかし優秀であるはずの身体脳も、学問や常識で固められた頭脳に邪魔されて、本来の能力を発揮することが出来ない人が増えています。

突発的な危険を回避する能力や、食べ過ぎたとき嘔吐が出来る、食中毒になる前に下痢をする、病気になれば発熱をして、早く病気を癒す能力なども、身体脳が正常に働かなければ、小さなトラブルが大きなトラブルに発展してしまいます。

頭脳は、美味しいものが食べたいと要求して、糖尿病や高血圧などの病気を創りますが、身体脳が正しく働く人は、身体に悪いものは自然と避けているのです。身体脳は人間の本能ですから、間違いを犯しません。身体に悪いものは欲しがらないのです。

勉強は良くできるけれど、スポーツはまるで駄目という人も居られます。これは子供の頃から頭脳ばかり鍛錬したために、頭脳の発達と身体脳の発達のバランスが悪くなっていると思われます。

合気道の稽古をしているとよく解るのですが、頭脳で一生懸命考える人より、先生に教えられた通り素直に真似をする人の方が、上達が早いのです。頭脳で理解をする癖がある人は、身体脳をうまく使いこなせていないのです。

水に『ありがとう』と声をかけると水の結晶が綺麗になるという話を聞いたことがあると思いますが、植物や水が音楽や言葉に反応するのは、植物にも水にも意識があるということになります。

私たちは、意識といえば脳の働きであると考えるのですが、植物や水に脳はありません。脳がなくても意識が働くとすれば、意識は細胞に存在するということになります。

次のような実験をすれば、細胞に意識があるということをある程度理解することが出来るはずであります。

被験者に絶対に腕を挙げないように意識してもらい、『腕が挙がる、腕が挙がる』と声をかけ続けます。声をかけられている人は、頭（脳）では絶対腕を挙げまいと、反抗しているにもかかわらず、『腕が挙がる』の声に頭（脳）ではなく、腕の細胞意識が反応してしまうために、頭脳では腕を挙げない意識を働かせて抵抗しても、腕の細胞意識が『挙がれ、挙がれ』の言葉を聞いて腕を挙げてしまうのです。

科学的に細胞に意識の有無が、研究されているかどうかは知りませんが、私の氣康論では、様々な実験を繰り返して、確証していますので、細胞にも意識があり、脳細胞と同等以上のハタラキが存在することは間違いがないと思っております。病人が笑えば免疫力が向上するのも、笑うことで、細胞が楽しくなり喜んでいるものと思われます。以前に『免疫革命』の著者でもある新潟大学医学部教授の阿保徹先生と、『抗癌剤で殺される』の著者である医療ジャーナリストの船瀬俊介氏の講演会を聴講させていただいたのですが、参加者の方々を観察すると、病人らしき人が殆んど参加されていないのです。

約一〇〇〇人近くもの聴講者の中に抗癌剤治療を受けている様子の人がおられないのが不思議といえば不思議なのです。

船瀬氏の著書は抗癌剤の無益や、抗癌治療の危険性を暴いた書物なので、多くの癌患者に読まれているのではないかと思ったのですが、聴講者を観察する限りでは健康な人、健康志向の高い人たちが読んでいるのであって、本当に勉強しなければならない癌患者さんは、船瀬氏の著書を読んでいないのではないかと推察したのです。

私も仕事柄、癌患者さんを含めあらゆる疾病の人に接する機会がありますので、その患者さんに役立つであろうと思われる書籍を、読むように勧めるのですが、多くの患者さんは私の勧める本などには殆んど興味を示しません。

病苦から早く逃れたい、治して欲しいと思う気持ちはあっても、自らの努力で病気を克服しようとする意識が働かないように、別の力が作用していると思われるのです。いざ病気になれば、病気を正しく理解するための勉強が出来なくなるようです。

その理由は、病気にも意識があるからです。病気が病気であり続けるためには、健康になってもらっては困るのです。健康になるということは、病気が死滅してしまうからです。

病気も自分の命を守るために、余計な勉強をさせないように、防衛意識を働かすのかもしれません。

病人さんに、役に立つ情報を提供しても、聞く耳を持たない人や、それを吸収しようとしない人が多く、敢えて治らない治療や治らない生活を好むのも、難病であればあるほど、病気のネネルギーも強いので、病気が病気の勢力を増強するためのハタラキかも知れません。

先日も私の知人が、過酷な抗癌治療を受けている親しい人に、私の書いた小冊子『健体康心の道』を読ませてあげようと思って、その冊子を見せると、その人はパラパラとめくっただけで、こんな本は嫌いだと言って読もうともしなかったそうです。癌という強烈な意識エネルギーは、正しい情報をキャッチすることを妨害して、癌細胞の命を守るのです。

身体の細胞さんに正しい意識を持ってもらうためには、健康なうちに細胞意識に、正しい情報を刷り込んでおかねばならないのです。

## 【身体にお任せする】

身体にトラブルが起きると、発熱、痛み、炎症、湿疹など様々な症状が身体に現れます。

現代医学は原因を突き止めずして、この症状を無理やり押さえ込むことが病気を治す事だと考えているようです。解熱剤を用いて熱を下げても、降圧剤を用いて血圧を下げても、その原因となる病気が完治した事にはなりません。

発熱も、痛みも、原因を解消するために現れる、体の正常な治癒力の働きであると考えた方が正しいようです。身体は自らのトラブルを解消するために、下痢、嘔吐、発熱など自らが発動させているのです。

下痢をするから早く治る、嘔吐をするから被害が少なくて済む、これらの働きを病気と勘違いして、医薬品などで押さえ込むのは本来の病気をこじらせてしまう事にもなりかねません。

解毒するためにも身体は様々な症状が出ます。身体は治り方を知っているので、トラブルを解消するために、様々な方法を使って治癒力を働かしています。無理な症状の抑圧は、治癒力を弱まらせるに外なりません。治癒力が働かなければ、どんな病気も癒えることはないのです。

その治癒力を高めるには、先に述べた健康五訓の実践こそ、最良の治癒力促進法であります。

身体のトラブルは内科的病状と外科的症状がある。外科的症状にも怪我などによる外傷と、筋肉硬縮などによる、骨格の変異や痛みなど幅広く存在します。

また最初は筋肉の硬縮による骨格変異も、やがては内臓機能をはじめ目鼻耳など、あらゆる機能のトラブルにも発展します。

それらのトラブルを解消したい為に、身体は痛みという、信号を発して教えてくれるのです。

ここで登場するのが鎮痛剤です。せっかく治るための信号を発しても、鎮痛剤で痛みを止めてしまえば、原因の解消がなされないまま痛みを消してしまうので、治っていないにもかかわらず、治ったと勘違いをしてしまうので、患者は必要以上長期に苦しむ事になるのです。

身体が発している信号を見落とさなければ、より早くより確実に完治する事が出来るのです。

外傷を負って、消毒、縫合などの処置をするのは医師の役目ですが、その傷口が癒えるのも治癒力であり、骨折でギブスを装着するのは医師の役目ですが、医師が骨をつなぐ事など不可能であり、ここでも治癒力が働かねば骨がつながることは絶対あり得ないのです。

その大切な治癒力の根源は、健康な血液の働きによるものです。つまり治癒力は血液力とも言えるのです。

健康な血液を造るには呼吸、睡眠、食事など健康五訓を日常生活に生かす事が大切になります。

もし病気になっても身体の声を聴き、身体が何を欲しているのかを識り、免疫力を妨げる医療を避けて、自己治癒力を高める事こそ、健康回復の近道であると思われます。

身体が健やかに生存したい、治りたい、ハタラキを最大限に引き出して、身体の治癒力にお任せするのも医療ではないかと思えるのです。

痛みを軽減するためには、『気にするから余計痛くなる、気にするな』という人が居られますが、私は痛みや病気あるいは違和感がある部位は、大いに気にするべきだと考えております。

怪我や病気で痛みが出る、あるいは、ズキズキ疼くなどは当人にとっては苦痛ですが、これらの痛みや違和感は、その部位に意識を集中させて治癒力を働かせるための細胞からの伝達なのです。

意識が集まるところに氣が集まる、氣が集まれば治癒力が高まる、氣は身体のトラブルを解消するための力強い兵隊さんなのです。

鎮痛剤を飲めば痛みが消えて意識が離れるために、氣が集まらなくなり、治りが遅くなるのも当然なのです。

## 【言葉と身体】

日本人に生まれれば、毎日が日本の言葉や文字に囲まれて生活をしています。この優れた日本語文化の、奥深さを感じて生活している人も多いはずです。

アルファベットの組み合わせで、成り立っている多くの外国の言語には、文字そのものには意味が含まれておりません。よって日本語で言うところの言霊（コトダマ）、文字霊（モジタマ）、音霊（オトダマ）と言われる考えは無いようです。

日本の文字には文字そのものに、意味が含まれている事が知られております。これら文字霊、音霊、言霊、と呼ばれているハタラキは、私が色々な検証をした結果、氣エネルギーと同類のハタラキがあることが分かりました。

また身体の部位名を日本語と英語で比較してみると、いかに日本語が優れた言語であるか理解できるのです。例えば、手首（Wrist）足首（Ankle）首（Neck）この三部位も日本語では首として関連付けられています。これらは言葉だけの関連ではなく、指圧や鍼灸の経絡、そして氣の流れにも関連しているのですら驚きです。

頸椎（Cervical）、胸椎（Thoracic）、腰椎（Lumbar）も日本語では椎骨として関連した名称になっていますが、英語になれば、その言葉そのものを知らなければ、身体の部位である事さえ、想像することも出来ない関連性のない言葉で表されているのです。

また日本語には『気』という言葉が無数にあります。ニューヨークで禅寺を開いているお坊さんが、気の付く言葉を書き出してみると、ざっと一七〇ぐらい見つけることが出来たのですが、多分もっともっとあるのではないでしょうかと話しておられました。そのことが気になって、私なりに調べてみると実に三五〇語以上の気に関する言葉があることが解りました。

【泉の会・氣康道場のホームページに掲載しています】

気の言葉数から考えても、日本人と氣は切っても切れないほど生活に密着しているということが解ります。気の付く言葉とは別に、本当に日本語がすごい言葉であると思うのは、身体言葉が沢山あり、その言葉に古人の偉大さを推し図ることが出来るからです。ここで私が思いつく身体言葉を少し列記しておきますので、これらの言葉から、頭脳、身体脳、意識、医療などに結び付けて言葉の意味を、心と身体で理解していただければ嬉しいです。

**胸がこみ上げる**↓脳がこみ上げるとは言わないのは意識の中枢は胸部にあり、過去世を記憶している魂が感動すると胸がこみ上げる状態になるからです。

**頭が重い**↓頭の目方が物理的に変化するのではなく、心配ごとや邪気が溜まると、本当に頭の中に鉛が、詰めてあるかのように重くなります。手脚にも同じ症状が現れます。

**肚が煮えくる**↓耐え難いほどの怒りで胃腸が痙攣している。

**肚が立つ**↓不満や怒りで緊張して胃腸が硬くなる状態であり、柔らかくなれば立たない。

**腹が黒い**↓黒い糞便が出る、体調も根性も悪い状態である。

**ケツの穴が小さい**↓細くみみっちいウンコをする。度胸、勇気がない。心が狭い。

**太っ腹**↓太い大きなウンコをする。何事にも動じない。太くて長いウンコは健康の証。

**ふんぎりが悪い**↓糞の切れが悪く排便のあと肛門が汚れている。決断力がない。

**肚に納める**↓他人に言わず心の中にしまっておく。胸に納めると同意語

**肚を読む**↓他人の心中を推測する。

**肚をくくる**↓覚悟を決める。

その他、肚（腹）に関連した言葉として、腹が据わる、腸が腐る、断腸の思い、など沢山の言葉が存在します。

**腑に落ちる**↓納得がいく。合点がいく

**掌を返す**↓言葉や態度が、がらりと変わる。

**踵をかえす**↓後戻りする。引き返す。

**浮足立つ**↓不安や恐れで落ち着きを失う。

**脇が甘い**↓守りが弱いさま。
**小手先**↓ちょっとした機転。小才。

また日本語の母音である、あ、い、う、え、お、には特別な働きがある事も発見しました。

感度の良い人に向かって、五音を発すると身体がそれぞれの音（音霊）に感応して異なる動きの運動を起こします。

**あ音は、**身体が伸び上がり上昇します
**い音は、**身体が捻じり運動を起こします。
**う音は、**前後の運動を起こします。
**え音は、**左右横揺れ運動を起こします。
**お音は、**次第に身体が沈んで座りこみます。

これらの現象も、言霊（言葉の気）のハタラキに他ならないのです。その後あれこれ実験を繰り返すうちに、アエイオウの五音と五個の腰椎、五本の指とも密接につながっていることが判明したのです。この発見から手指から氣を流して腰痛を治す技が生まれたのです。

この素晴らしい日本語と、美しい風土の日本で生かされている事に感謝したいものです。

これ以外にも、身体に係わる言葉は沢山ありますので、興味のある方はお調べくだされば良いでしょう。偉大な日本語が持つパワーは、誰もが日々体験しているのですが、ことさら言霊だと思っていないだけなのです。

嬉しくなる言葉、楽しくなる言葉、元気になる言葉、美しい言葉などには、人を癒すパワーが秘められています。汚い言葉や恨み憎しみなどの嫌な言葉は、周囲に邪気をばらまいているので、話す人も聞かされた人も、邪気を浴びて気分が悪くなるのは、悪い言葉から出てくる悪い氣（言霊）が作用する結果なのです。

ある女性が喫茶店で友人と長話にふけりまし

た。話題は共通の知人の陰口です。気が付くとテーブルの上に乗せていた左腕が、異常に重たくなり痛みを発して動かせなくなってしまったのです。

向かい側に座っていた友人は喉が痛くなり声が出なくなってしまいました。

二人で他人の陰口、悪口を一時間も話しているうちに、お互いの腕と喉に邪気が溜まり、大変なことになってしまったのです。腕が痛くて動かせなくなった女性は、その直後に私のヒーリングを受けに来て邪気を抜いたので、痛みも消えて元通り腕を動かせるようになったのですが、喉の痛くなった女性は、痛みが消えるまでに十日ほどかかったと聞きました。

これなども言葉から発する邪気の影響を受けた実例であります。日常的に不平不満、悪口など、当たり前の様に悪い言葉を発している人が多いのですが、言葉のパワーを侮ってはいけないのです。

敏感な人は、嫌な言葉を聞かされるだけで体調が悪くなる場合もありますのでご用心です。

『ありがとう』は言葉の中で一番、位が高い言葉です。常に【ありがとうございます】と感謝する事が健康と幸せを呼ぶ言葉なのです。

## 【身体は全部でひとつ】

氣は、私たちの常識を超越した、偉大なエネルギーであります。近年テレビで、気功の番組などが放送されることもあり、氣の素晴らしさを素直に信じる人もあれば、非科学的なまやかしと見ている人もあり、その受け取り方もさまざまです。

現代人の多くは科学的という言葉に翻弄されて、科学で証明できないものや目で見えないものを信じようとしない傾向がありますが、今の科学は氣を解明出来るレベルに達していないだけなのです。科学とは科目がたくさんある学問であるということであり、科学を絶対視することなどは愚かしいことであります。

なぜ科学は進歩するのでしょうか？　科学は過ちがあるから進歩するのです。未だ不完全な学問なので進化しているのです。

自然界の営みに進歩も後退もないのは、神が創った完全無欠のシステムがあるからです。

南極の氷山もわずか一〇％が水面上で見えるだけで、九〇％は沈んでおります。

私達の脳も活動しているのは、わずか数％と言われております。自然界の姿は見えない部分が本来の姿であります。

見えない氣を信じ、見えない意識を信じて私達の氣は日々進化しております。見えない氣で癌が消える、骨折が繋がる、など素晴らしい氣の世界をあなた自身で体験してください。

求める心さえあれば、貴方の周囲は愛の氣で満ち溢れております。氣は特別な訓練をしなければ習得出来ないような難しいものではありません。

医学や科学が進化したと言われる現代ですが、若年層から高齢者まで益々病人は増え続けております。自然環境の悪化や食生活の誤り、運動不足、そして精神的トラブルなど、複合的要因により身体に不調和を発症させているのです。

現代医学は身体を細分化して対処しますが、本来身体はパーツの結合ではありません。身体全体が一個であり、部分の改善には全体の改善が必要であります。車も電化製品も複数の部品を組み立てて作られておりますので、故障すれば部品を取り換えて修理をすることが出来ます。

これらの機械類と同じ手法で、人間の身体を修理する現代医学ですが、本来人間の身体には、何一つ部品はないのです。個々の臓器や手足も、すべて何らかの繋がりがあり、調和してお互いを生かし合っているのです。

医薬品で病気を退治する治療も、手術で病巣を切り取る手法も、緊急を要する場合には大切なことですが、それらの治療で身体に大きなダメージを残すことも少なくありません。

痛みや不調の部位だけに囚われた対処療法には限界があります。例えば近視を眼球の異常と見るか、筋肉の硬縮による視神経機能の低下と考えるかの違いです。

花粉症を目鼻の病気と考えて、目鼻の薬を投与しても、ほとんど良くならないのが現実です。

近視は頸肩腕周辺の筋肉を緩ますと良くなる場合が多く、花粉症は呼吸器を整えてやれば、簡単に改善することから推察しても、症状の顕れた部位が疾患であると錯覚して、治療を施しても完治することは望めないのです。

耳鼻咽喉科や眼科で花粉症や近視が治せないのも納得できるはずであります。

筋肉硬化で、歪み捻じれなどの骨格変異や内臓異常を生じた身体は、正常に戻りたくて痛みや病気という信号を発信しているのです。

症状の出た部位のみの改善をしようとすれば、薬剤や手術などの対処療法になりますが、特に内科の病気は身体全体が病んでいるのであって、部分の臓器だけが悪いなどという事は有り得ないのです。汚れたバケツの水を半分だけ、あるいは三分の一だけ綺麗にすることなど出来ないのです。

病気も部分だけを治すなどは不可能なことであります。身体はひとつであるという認識のない医療は、身体と病気を益々細分化するために、病気の種類も、病人の数も増大するばかりです。

私たちの身体は個々の臓器や手足も、すべて何らかの繋がりがあり、調和してお互いを生かし合っているのです。これからの医療は全体の調和という認識を高めて、いつまでも細分化した一部分だけしか見ることが出来ない視野の狭い医療から脱却して、大局的な視野で身体全体を観察する事が大切ではないでしょうか。

# ◆第九章・快適に生きるには

## 【壊れない身体を創る】

身体が硬い、頭が固い、堅い人などとよく口にする言葉ですが、褒め言葉として使われるのは堅いと言う言葉だけであります。

人間性が堅いのは堅実、信頼、信用などで周囲から高い評価をされますが、身体が硬いのは老化や運動能力のバロメーターにされてしまいます。

頭の固いのも、柔軟な考え方が出来ないとか、アイデアが浮かばない、頑固者などの評価となります。新緑の若葉も、赤ちゃんも、搗き立てのお餅も、とても柔らかいものです。赤ちゃんの柔らかい身体も、.やがて時間が経過するにつれて硬くなって老化劣化が進んでいくのです。

私たちは生まれたときから死に向かって時間を消化しており、死や老化を回避することは、何人も出来ません。昔、中国の皇帝は不老長寿の薬を探し求めるように家来達に命じたとありますが、いかに皇帝の権力を持ってしても、不老長寿の薬を手に入れる事は出来なかったのです。

私達は病気や老化を止める事は不可能ですが、心身を緩めて自己管理を、怠らなければ老化を遅らせて、病気になり難く病気が治り易い身体を、創ることは可能です。

健康を維持するには、食生活をはじめ生活環境などにも大きく左右されますが、心身を緩めることが、いかに大切であるか認識していただきたいと思います。

私の道場では、氣康教室（呼吸法）と氣康ヒーリングを行っておりますが、実にさまざまな人が訪ねて来られます。肩コリや腰痛、関節可動不良などの筋肉骨格系の悩みから、生活習慣病、耳鳴り、難聴、癌、リウマチ、鬱病、眼科、耳鼻科に類する病気や、皮膚のトラブルなど、はては病名を聞いたこともない難病など、医療機関で不治宣告をされた人や、治療が出来ないと宣告された人達が訪ねて来られます。

その方々の身体を観察いたしますと、総じて関節も筋肉も硬くなっております。前屈が出来ない、後屈が出来ない、腕が上がらない、開脚が出来ないなど、全身の柔軟性に乏しく、足の先から頭まで、ほとんどの、筋肉が硬くなっております。

身体を押圧すると関節の柔軟性に乏しい人は、筋肉の硬化も相当なもので、押圧すると、どこもかしこも大袈裟と思えるほど痛がるのです。

柔らかいとは、前屈や開脚などの身体各部の関節可動域の大きさも意味しますが、最も大切なのは全身の筋肉が柔軟であることです。特に頚椎の変異を引き起こす頚椎筋の硬化は、鼻、耳、眼の機能を低下させるばかりでなく、手足の障害まで引き起こしているのです。頚椎に異常が起きれば、自律神経を司る脳間の働きが悪くなり、免疫力が低下してしまうので、頚椎硬化は部分だけの問題ではなく、全身が病気発症リスクの高い非常事態に陥っている状態と考えねばなりません。

頚椎筋を緩めるだけで、病院でも治らない様々な症状が改善する事から考えれば、筋肉の硬化が、いかに多くの病気を引き起こしているかが解ります。耳鳴り、難聴、近視、偏頭痛、鬱病、発声障害、チック症、手足の痺れ、痛みなど数え上げればきりがないくらいであります。

ご存知の人は少ないのですが、人間の頭蓋骨は、常時わずかな収縮運動を繰り返しています。

老化、病気が進んでいる人の収縮運動は、健康な人から比べると小さくなっていますので、これがまさしく頭が固いと言うようです。

男子の睾丸は収縮運動で精子を製造しているように、頭の収縮運動も大切な分泌物を製造しているようです。頭骸骨の収縮運動の働きが何であるか私には説明できませんが、必ず意味があり必要があり行われているはずなのです。

私に医学知識はありませんが、二十数年間の氣ヒーリング体験から得た、多数の治癒例から考えて筋肉の硬縮が、様々な病気の元凶となっていることに間違いはないと考えております。

頭蓋骨の歪みは、顎関節症や頭痛の原因にもなり、股関節の歪み、仙骨、腰椎の変異など多数の関連が考えられます。

頭蓋骨の歪みが身体を歪ませているのか、身体の歪みが頭蓋骨の歪みとして現れているのかは、鶏と卵の話と同じでどちらが先の原因なのかは不明ですが、両者が関連していることには間違いがないのです。

またそれら以外にも、私が未だ経験してない病気が原因になっている可能性も沢山あると思われます。頭蓋骨は二十三枚の骨から構成されている為に、横寝、肘つきなど、固い頭蓋骨といえども、片方から圧をかけ続ければ変形してしまいます。また頭蓋骨は精神的な作用でも変形を起こしていると思われます。よく怒る人の頭部に突起が多くみられるのは、『うちの母さん角がある』状態になっているのです。

健康で壊れない身体は、骨格も左右のバランスが整い、関節の可動域も大きく、尚且つ筋肉細胞、意識までもが緩んでいる事が理想であります。

ある日、手の指が痛くて動かせないと言う女性が訪ねて来られました。腕、肩、首など原因と思われる箇所を探したのですが、上手く見つけることが出来なくて時間が経過してゆきます。

ふと足首を見ると、何となく動きがおかしいので尋ねると数日前に捻挫をしたそうです。

捻挫は二日程で痛みが消えたので、本人は治ったと思っていたのです。足首の捻挫が手の指に影響していたのが判りすぐ完治を致しました。

手と足首など体の部位としては、何の関係もないような箇所が影響している例でしたが、筋肉は世界中のインターネットのように、身体の隅々まで連携しています。

捻挫で固まった足首の筋肉を緩めていなかったので、数日して手指に影響が出てきたようです。

筋肉が緩まなければ、内臓機能も運動機能も、充分な働きが出来ません。身体の硬化は身体機能を低下させて、病気の発症に繋がります。

近視、偏頭痛、頻尿、尿失禁、その他たくさんの症状が、関連する筋肉を緩ませれば改善することが確認できています。身体を緩ますことが出来れば病気の改善、予防になるだけでなく、運動機能が向上します。

氣康教室の準備運動の中で、ブラブラ運動や金魚運動などを行うのですが、この二種類の運動はほとんど同じで、立って行うか寝て行うかの違いであり、どちらも形のない運動なので、身体が緩まない限り、上手に行うことが出来ないのです。

このブラブラ運動が上手に出来るようになった人は、やがて活整運動も発動できるようになります。活整運動を出すことが出来れば氣エネルギーが高まり、氣を感じることも氣を放射することも容易にできるのです。ここまで到達した人は総じて身体が軽くなり、元気が出てきましたと言って喜ばれます。特にすべての臓器を包含している体幹部を緩ますことが出来れば、内臓を柔軟にして、その働きを活性化させることが出来るはずです。

それでは運動をすれば、すべて健康に繋がるかといえば、そうとばかりは言えないのです。

ハードな運動で身体を鍛えることで、健康になると思うのはとても危険な考えです。過酷な運動で肉体を酷使すれば、逆に筋肉の硬縮が起こり健康の妨げになります

お寺のお坊さんや茶道、華道の師匠など、鍛錬とは無縁の人が長命で、プロレスラーやお相撲さんが短命なことは周知のとおりです。

鯉や金魚のようにゆらゆらと、ゆっくり、急がず、騒がず、争わず、リラックスが出来れば死ぬまで健康で生きられそうです。

氣エネルギーには筋肉を緩める力があり、氣康体操や呼吸法を毎日継続して行なえば、究極の緩みが出来て身体が整うのです。

動物も機械類でもスムーズに動くモノは、左右のバランスが整っている必要があるのです。

車のタイヤも飛行機の羽も、左右対称でなければならないのは身体にも当てはまるのです。

整った身体は氣の巡りも良くなり、やがて【気を感じる、気を発する、気を操作する】ことが出来る身体を創ることが出来ます。これらを会得できた身体を、私の教室では【氣康体】と呼んでいます。

## 【形のないものほど難しい】

泉の会の氣康体操にブラブラ体操（骸骨運動とも呼んでいる）があります。

氣康体操の動きの多くは、私の身体に発動した活整運動をヒントにして、創り出した動作がたくさんあります。このブラブラ体操もその中のひとつで、とても簡単なものです。

リラックスして立ち、ただ身体をブラブラと骸骨の模型をぶら下げて揺するが如くに、揺するだけなのです。私はこのシンプルな体操をとても気に入っているですが、実はこの簡単な動きが意外と難しいのです。ラジオ体操のように形のある動きは誰でも出来るのですが、このブラブラ体操は形がありません。全身すべての関節筋肉を極限まで緩ませて、腕は紐が垂れて揺れているごとく、胴体は軟体動物のように、首も骨があることを感じさせないぐらいに揺する事が出来れば最高です。

ただきますと、人間は物質的肉体と意識体（ひかりの身体）の合体によりこの地上界で活動が出来るように作られております。

意識体の抜けた肉体は、ただの肉塊にすぎず何の用も足さないし、肉体のない意識体はこの地上界では活動をすることが出来ないのです。この精妙に作られた肉体も意識体も酷使されて緊張が続けば、やがて病気という警告が発せられます。

この緊張を解くのがブラブラ体操であります。ストレス解消だと思って過激なスポーツなどをやれば、余計に筋肉が緊張するのでリラックスできません。緊張とは硬くなっている状態の事であり、その反対は緩むことなのです。まずブラブラゆらゆらと身体を揺すれば筋肉が緩みます。身体がリラックスできれば自然と心も緩み、緩んだ状態をリラックスと言っているのです。

次にゆがみ、捻れ、ずれ、などの骨格変異はなぜ起こるのか、人間の身体は二百数個の骨で形がない、決まりがないのでどのように揺すっても良いのですが、身体の芯まで緩まねばこの運動は上手く出来ません。

身体を揺するだけで、肩こりや視力が良くなったり、腰痛が改善されるなどその効果は大きいのです。

私がこのブラブラ体操で身体を揺することが、大事だと考えている理由はいくつかあります。

心身のリラックスをさせる・骨格の歪みや捻じれ変異を解消させる・筋肉の緊張を解消させる・内臓下垂を防止する・体内水分の鮮度を保つなどであります。もちろんこれらの説は私が体験的に感じていることであり、医学的検証をしたものではありませんが、ブラブラ体操が上手に出来る人ほど柔軟な心と身体の持ち主であり、健康面でも優れている人が多いのです。またこれらの人は氣を感じる、氣を発する能力も高いのです。

それぞれの理由を私の独善な説明をさせてい

成されており、その骨は骨格筋で接続されて可動できるように作られております。

多方向に接続されている骨格筋が何かの作用で緊張バランスが崩れると、緊張の強い方向に骨が変異いたします。

代表的なのは腰椎がずれているなどと、よく言われますが、ずれている腰椎を加圧して、正常位置に戻しても骨格筋の緊張を解消していなければ、時間が経てばまたずれてしまいます。

逆にずれた骨を矯正しなくとも骨格筋が緩んでしまえば、変異した骨格は正常位置に戻ってしまいます。

筋肉が身体の何パーセントを占めるかは知りませんが、通常筋肉と呼ばれている部位も、内臓と呼ばれている部位も本来は筋肉であります。

身体は骨と水分以外はほとんどが筋肉ということになるのです。

病気や痛みは筋肉の硬化や変異により起こるのです。現代医学の不思議に何故か、筋肉を専門とする筋肉科はありません。多分、筋肉はレントゲンに写らないので、検査の対象には不向きなのかも知れません。

## 【揺すれば整う】

私が揺すれば健康になれるという理論には、揺することで筋肉が緩むことと連携して、歪み捻じれなどの身体の変異を整体するばかりでなく、滞った体液や氣の流れが良くなると考えるからです。試しにザルなどの器に入れたお米や砂をかき乱して揺らせば、乱れたお米や砂などはきれいに整います。乱雑に入れられたゴミなどもゴミ箱を揺らすと、きれいに収まって嵩が小さくなるのが解ります。人の身体も物体も同じで、リラックスして揺すれば、すべてが一番良い状態に整ってくるのです。

ブラブラ運動や活整運動は、誰でも出来るお金のかからない最善の自己整体術であります。

また身体の約七〇%は水分であると言われておりますが、運動不足が続けば体内の水が腐ってしまいます。自然界を観察しても、清流の水はいつもきれいに澄んでおりますが、沼池などの水は流れが滞るために、腐ってガスを発生させております。水は動きがなければ腐るのは、花瓶の水がすぐ臭くなる事からもお分かりになるはずです。

遠洋漁業の船倉に載せてある水は、常に揺れているため腐らないというのを聞いたことがありますが、体内の水も腐らせない為には揺することです。揺すれば鮮度の良い水を維持することが出来るのですが、たとえ清流でも流れが止まれば汚れます。身体も動かさなければ汚れるのは清流の水と何ら変わらないのです。

体内では酸素、血液、リンパ液、食物、排泄物が絶えず流れております。これらの流れが止まれば大変な事になります。流れが止まらないように、毎日身体を揺することは健康増進につながります。

これらは私の氣康的思考であり、学問的に適切かどうかは判りませんが、揺することで健康になれるという事実は体験的に間違いありません。

更年期障害、自律神経失調症、偏頭痛、近視、耳鳴り、その他病気の多くは筋肉を緩めることで改善する事実からみても、全身に分布している筋肉が、私達の健康を左右していることが判ります。

筋肉を緩ます療法として優れているのは、何といっても氣ヒーリングです。硬縮した筋肉に氣エネルギーを注入することにより、筋肉が緩み、氣の流れがスムーズとなり身体エネルギーが高まるのです。

氣の流れが良くなった身体は、自己治癒力が高まり、医学の常識を超えた回復力が発揮されるのです。医療機関で手術や不治を宣告されて、諦めていた病気が、氣ヒーリングを受けて改善されるのも、氣で筋肉が緩み治癒力が働くからです。

病歴や病名に惑わされず、自分の病気は自分で治すという意識が大切です。

氣の流れを促進させると、自己治癒力が向上することで、怪我、病気、骨格変異、痛みなどの症状を自らが改善してゆきます。身体を揺すれば緩み、緩めば整い、自らの治癒力で健康になれるのです。

## 【腕コリは病気の前触れ】

日本人は肩コリで悩んでいる人がたくさんおられます。西洋人は肩コリをしないという話を聞いたことがありますが、外国人に肩コリをしないのかと訊ねると、彼らも肩コリしているのです。

肩コリで治療院に行く習慣がないだけで、彼らも日本人と同じく肩コリをするそうです。

昔から『母さんお肩を叩きましょう』という唄があるくらい、日本人は男女を問わず肩コリに悩まされていることがわかります。

近視、虫歯、肩こり、便秘なども、本当はどれもが病気なのですが、あまりにも多くの人たちが日常的に経験している症状なので、病気という認識さえ、薄れてしまっている現状であります。

たかが肩コリも症状が酷くなれば、頭痛、めまい、耳鳴り、視力低下、握力低下、顎関節症、乳癌、肺癌など様々な二次、三次の症状を併発するのです。

ある女性が瘂瞼痙攣（がんけんけいれん・上下の瞼が痙攣して眼を開けられなくなる病気）になり、あらゆる治療を受けたが改善しないと言って、私の氣康教室に参加されるようになりました。

何とか良くなって欲しいと思い、患部に氣を入れても効果がないので、腕と手指に氣を入れて緩めてあげると大幅に改善することが出来ました。

また別の例では、部活でバトミントンをやっている女子高校生が、踵が痛くなり踵を着地して歩くことが出来なくなりました。整形外科や治療院を転々として治療を受けても良くならないということで、氣康ヒーリングを受けにこられました。最初は痛みのある患部に集中していたのですが、効果が現れないので、関連していると思われる掌を治療すると、劇的に痛みが消えてしまいました。

腕コリが腰痛や膝痛、頭痛、耳鳴り、眼鼻の疾患などに関係していることもよくあることです。

このように腕（指、手首、肘も含めて）を緩めることで、頑固な偏頭痛や耳鳴り、視力の改善など治癒例は数え切れません。これらの例から考えても、特に身体の上部に出る症状は腕コリが原因していることが多いのです。

多くの人は肩コリの苦しさに耐えかねて、鍼灸、整体、マッサージなどの治療院に行くのですが、たかが肩コリ、されど肩コリ、これを完璧に治せる治療院は少ないようです。

私の道場に、乳癌や肺癌でヒーリングを受けに来られる人がおられるのですが、その人たちは例外なく重症の肩コリさんばかりです。

癌と肩コリが関係しているとすれば、癌よりも肩コリが先に発生したのは間違いないと思うのです。そこでその肩コリの原因は何かといえば、間違いなく腕コリが関係していることがわかります。頸、肩、腕の関連を知らない治療者は、肩コリ患者の腕を施術することはありません。

症状のある肩だけ治療をして、その時は効果があったように思っても、翌日には何の効果もなく元に戻っている場合が多いのです。

肩コリの原因は腕コリ、腕コリの原因は何かといえば、腕の使い方や身体の使い方が間違っている場合と、長時間酷使して疲労で筋肉が硬縮した腕の筋肉をほぐすことなく放置しているために、コリが起こる場合も多いのです。

前者は身体の使い方の癖を直す必要があり、後者は使った後のケアを充分にしなければなりません。腕コリが肩コリになり、肩コリが首コリになり、首コリが自律神経の働きを阻害することになり、自律神経の働きが低下すれば自律神経が作用している内臓機能の障害となるのです。

肩コリの延長線上には、癌なども含めてとんでもない、恐ろしい病気が控えていると思わねばなりません。自律神経を阻害する最初の原因が腕コリにあることを認識すれば、手指のコリも手甲のコリも、腕コリも重大な病気の原因に発展するので、疎かにしてはならないのです。

一般的に行われている健康体操は、前屈や開脚運動などのストレッチに重点が置かれている為に、手指や腕を緩めるための動作のないのが弱点なのです。スポーツの後、仕事の後など腕を使った後は氣康体操で腕をよくほぐしておくことが大切です。

ある日、読売新聞の健康欄に、肩コリの記事が掲載されていました。その内容は、病気から肩コリが生じるという群馬大学、高岸憲二教授の説を取り上げており、高岸教授の説として、肩コリの原因となる病名も掲載されていました。その病名を見れば、肩コリの影響は広範囲に及び、肩コリと病気が切り離せないことが判ります。

**【整形外科】**

椎間板症・脊椎症・頚椎や胸の炎症・腫瘍・五十肩・動揺肩・胸郭出口症候群・テニス肘・手根管症候群

**【内　科】**

肺の腫瘍・狭心症・心筋梗塞・解離性大動脈瘤・胆のう炎・胆石・膵炎・胃炎・慢性頭痛・三叉神経痛・高血圧・低血圧・

自律神経失調症・貧血
【耳鼻咽喉】
鼻炎・副鼻腔炎・頚部の腫瘍や炎症
【眼　科】
眼精疲労
【精神科】
心身症・うつ病・神経症
【歯　科】
顎関節症・かみ合わせ不全
【婦人科】
更年期障害

　これらの病気と肩コリが関連しているというのは異論の無いところですが、大学教授の説に異を唱えて申し訳ないのですが、病気から肩コリが生じるというのは甚だ疑問のあるところです。

　私の体験から言えば、肩コリが様々な病気を誘発するという考えが正しいと思うのであります。


そしてその肩こりの元凶は腕コリなのです。

　手指を大きく開いて、親指と小指が一八〇度に開かない人は、病気の基となるコリが始まっているのです。

　たかが肩コリですが、侮ればとんでもない落とし穴が、待ち受けていることを知らねばなりません。病気のサインは腕からも発せられているのです。最後にもう一言、腕コリは病気誘発の原因にもなり、病気の始まりと考えてもおかしくありません。

## 【免疫力低下は首から起こる】

首が凝ると何故病気になるか説明すれば、自律神経の働きが悪くなるということです。

　頚椎の奥には生命脳と呼ばれている脳幹（間脳・中脳・脳橋・延髄）があり頚椎の歪みや可動

不良と密接な繋がりがあって自律神経の働きを左右するからです。

人間には三種類の脳があり人間脳と呼ばれている大脳と運動分野を司る小脳、そして生命維持の自律神経を司っている脳幹が三層構造になっています。自律神経とは、自分の意思で操作できない内臓の働きなどを司っている神経です。

大脳や小脳が壊れても生命を維持することは出来ますが、脳幹が壊れると脳死という判定が下ります。中高年になり身体を動かさなくなると、全身の柔軟性が損なわれて身体機能が低下するのです。身体のコリを単に運動不足と甘く見ていると、とんでもない事が現実に起こってきます。

乳癌の方がヒーリングを受けに来られると、ほとんどの人が極度の肩コリを持っています。

私には肩コリと乳癌の因果関係を解き明かすことは出来ませんが、少なからず乳癌は、肩コリが起因しているのではないかと思われるのです。


肩コリ首コリで自律神経の働きが悪くなり、身体の各所に異常が出てくると、当たり前のように薬に頼ってしまうのです。

運動不足が原因である症状を薬で解決することなど絶対に有り得ないのですが、医師も患者も安易に薬に頼ってしまうのです。

冷静に考えれば答えは明白なのですが、医学、科学という聞こえの良い言葉に惑わされているのではないでしょうか。

運動不足の解消は決して難しいものではありません。毎日怠らず運動すれば良いだけなのです。

肩、首周辺の硬化は、呼吸が浅くなりますので、さらに呼吸力が低下して、血液中の酸素濃度も減少するのです。酸素供給が低下すれば免疫力が低下するのも当然と思わねばなりません。

小学生の近視なども腕コリ、肩コリ、首コリ、が原因していることも知らずに、小さな子供に、あの不便な眼鏡を掛けさせているのは、大人たちの無知が招いた不幸なのです。

身体に重要な悪影響を及ぼしている、腕コリ、肩コリ、首コリは、密接な仲良しグループですから、単体で解決することは出来ないのです。日ごろから、良く身体を動かし柔軟性を養うことが免疫力低下の解消につながるのです。

## 【呼吸で身体が変化する】

**先の健康五訓の章でも口呼吸が危険であることは説明いたしましたが、さらに口呼吸が病気の原因になっていることなどもご理解いただくために重複する箇所もあるかと思いますが、再度口呼吸の危険性を訴えたいと思います。**

生命あるものが生きるうえで最も大切なのが呼吸であります。呼吸が止まれば生きることは出来ないのです。呼吸は生きるために絶対必要であるために、私たちは呼吸することを学ばなくとも生まれながらにして呼吸が出来るように仕組まれております。

人間も生後数ヶ月までは必ず鼻呼吸をしているそうです。別の言い方をすれば身体の構造が鼻呼吸しか出来ないようになっているのです。

生まれたての乳児は、気道と食道はつながっていないため動物本来の鼻呼吸を行っているのです。成長に伴って食道と気道がつながって空気の流通ができるようになり、口呼吸することが可能になるのです。口呼吸が出来るようになるとやがて言葉を覚えて話が出来るようになっていきます。

人は他の動物と違って口呼吸を得たことにより、複雑な言語を発することが出来るようになったとも言われております。その反面、口呼吸が可能になったためにさまざまな病気を生み出す原因ともなっているのです。

鼻の持つ役目、口の持つ役目を考えてみればよく解るのですが、鼻と口が別にあるということは、それぞれ別の使命があるからなのです。

鼻の大きな役目は命を維持するための呼吸と嗅覚を司る働きをすることです。動物にとっての嗅覚は餌を探すことから、危険を察知する働きや、腐敗物を嗅ぎ分けるなど大切な役目もあります。

鼻に与えられた最大の役目は呼吸ですから、呼吸をするための安全装置が幾重にも備えられているのです。鼻には鼻毛があり、鼻孔には粘膜があり、その奥にある鼻腔との連携作業で異物を除去し、汚い空気を浄化して冷たい空気を適温にして、乾いた空気に湿度を与え、安全な空気を肺に送り込んでいるのです。

鼻には、こうした二重三重の安全装置があり、異物は鼻汁などとなって排出されることもあります。鼻は外部から侵入する危険要素を防御して、私たちの身体を守ってくれる大切な器官なのです。

一方こうした安全装置の無いのが口なのです。もちろん口には食べる、話すなどの、鼻とは別の大切な役目があるのですから、鼻の機能が無くて当然なのです。

口は飲食する、言葉を発する為の器官として働くように出来ていますが、複雑な言語を話すには息を吸う、吐く、の微妙な働きが必要なので、口で空気の出し入れが出来るようになっているのであり、生命維持のための呼吸をする、ための適切な機能は備わっていないのです。

口を鼻の代用として呼吸を行えば、汚染された危険な空気をストレートに肺まで送り込むことになります。乾いた空気や冷たい空気などもストレートに肺に送り込まれるために、口呼吸は身体に負担をかけるばかりでなく、呼吸のたびに危険に晒されているのです。

呼吸器科の専門医の書いた書物を読めば、口呼吸は免疫力を低下させてさまざまな病気の原因となることが詳しく書かれております。

口呼吸が原因で発症しているとされている病気を列記するとおびただしい数になります。

**呼吸力で病気に強くなる・西原克成著より**
**【口呼吸が原因となる病気】**

炎症・腫瘍・偏頭痛・うつ病・脳炎・髄膜炎・脳症・脊髄小脳変性症・ミトコンドリア脳筋症・進行性筋萎縮性側索硬化症【ＡＬＳ】・多発性硬化症（てんかん）・リウマチ・関節炎・白血病・関節痛・橋本病・甲状腺炎症・重症筋無力症・腫瘍糖尿病・膵炎・腎炎・腎症・ネフローゼ・子宮筋腫・子宮内膜症・生理通・膀胱炎・前立腺炎・不妊症・白血病・悪性リンパ腫・再生不良性貧血・血小板減少症・網膜症・ぶどう膜炎・ベーチェット病・緑内障・白内障・耳鳴り・難聴・メニエール病・鼻炎・扁桃腺炎・心筋症・心筋炎・動脈硬化症・口内炎・口腔乾燥症・喘息・肺気腫・気管支炎・肺炎・肝炎・多発性筋炎・皮膚筋炎・ヘバーテン結症・爪の炎症・皮疹・湿疹・アトピー性皮膚炎・丹毒・乾癬・蕁麻疹・腸炎・胃炎・クローン病・胃潰瘍・十二指腸潰瘍・潰瘍性大腸炎・膠原病・強皮症

このようにありとあらゆる病気は口呼吸が起因しているという説があります。

私は医学者ではないので、その真偽はわかりませんが、口呼吸が身体に多大な悪影響を及ぼしていることに間違いはないのです。

人間以外の哺乳動物は、食道と気道の流通が出来なくなっているために、すべて鼻呼吸だけで生活をしているそうです。

野生の動物たちに病気が少ないのも、正しい鼻呼吸法をして正しい自然食生活をしているからではないでしょうか。そんな大切な呼吸でありながら、親からも学校の先生からも正しい呼吸法を教えてはもらえません。

子供を育てる教育の中で、呼吸法を指導する発想はどこにもないからです。

これからは家庭で、教育の現場で、医療や介護の現場でも、健康になるためには呼吸法が大切であることを、広く世間に知らしめる必要があると思うこのごろです。

## ◆第十章・活整氣康法の稽古

### 【氣康体操の有効性】

体操といえば小学校で初めて習うラジオ体操を始めとして、スポーツ前の準備体操、各種の健康体操がたくさんあります。健康体操で有名なところでは、自彊術や真向法、西式健康体操などがあります。泉の会で行っている氣康体操の一部は、自彊術や真向法で行っている動作と同じものも含まれていますが、私が長年親しんだ合気道で行う準備体操と、私の活整運動を組み合わせて創案した、独自の全身体操です。

健康ブームで、いろんな健康体操が行なわれていますが、その殆どは柔軟体操が主流であり前屈や開脚体操が多いようです。もちろん柔軟体操も健康に役立つのですが、とても大切な事を見落としています。それは足首、足裏、手首、指、腕など免疫力を高めるために、柔らかくしていなければならない部位の体操が抜けている事です。

人が健康になるために必要なことは身体がいつも柔軟であることです。柔軟な物質は壊れにくい、極論で言えば水や空気は、絶対に壊れることはありません。

新緑の若葉や枝は、曲げてもなかなか折れませんが、固い枝ならすぐ折れてしまうのです。身体も壊れないためには、常に柔軟な身体を持続することが必要なのです。

近視、耳鳴り、頭痛、肩こり、頻尿、便秘、肝硬変、動脈硬化、などなど病気の多くは身体の硬化が原因と思われます。

人が死後硬直を起こすように、硬化した身体はトラブルが多くなり、硬化が最大になれば死を意味します。健康で快適な生活を送るためには、身体が柔軟である事は、欠かせない要件ともいえます。一般の人が、アクロバット的なポーズが出来るほどの柔軟性は必要ではありませんが、日常生活に支障を来たさないだけの柔軟性は維持しなければなりません。

硬化の代表選手は、多くの日本人が悩みの種としている肩コリです。肩コリといえば中高年の人がなるものだと思っていたら大間違いで、今では若い人、小学生でも肩コリをしています。

近視の小学生のほとんどが、肩コリが原因だとも知らないで、安易に眼鏡やコンタクトレンズで矯正することが治療だと思っている眼科医の先生や親達ばかりなのです。

肩コリを治すために、各種の治療院に通う人も多いのですが、治療で肩コリを解決しようと思っても、一時的に楽になることはあっても、肩コリを永久に解決することは出来ないのです。

肩コリを解消するには肩コリをしない身体を創ること以外にないのです。身体のメンテナンスや健康維持は、薬や治療に頼らず、自らが身体を動かして身体機能を高めることが一番なのです。

私が指導している氣康体操は約四十余りの動作を約三十分で行います。

腕、肩関節、肩甲骨、肋骨、腰、手首、指、首、腹部、股関節、足首、足指、など体幹部から四肢の末端までの総合体操であります。

身体というのは部品の組み合わせで成り立っているのではありませんが、現代医学では病気の症状別に症状の現れた部位にのみに囚われて、部分的対処療法が施されます。

症状の部位をいくら治療しても、身体は全体で一個の固体であり、全身が精妙な関係で繋がり、足の痛みが腕に原因があり、腕の痛みが足や首に原因があったなどという事例もたくさんあります。

氣康体操は健康法としても理想的に構成されておりますので、毎日継続するだけで柔軟な身体、健康な身体を創ることができるのです。

忙しくて時間が取れない人は、必要な動作を一分ずつでも良いのです。一日に一分を三十回やれば三〇分体操をしたことになるからです。

トイレの中、車の中で信号待ちの時間、洗面所での一分間、どんなに忙しい人でも隙間時間を利用すれば、体操する時間などいくらでも捻出できるはずです。

頻尿や排尿障害も、股割り運動などで股関節や膀胱周辺の筋肉を緩めると、症状が改善されることがよくあります。腰痛で悩んでいる人は、前屈運動、後屈運動、捻じり運動などがおすすめです。

運動は病気予防になるばかりでなく、病状の改善にも大きな働きをするのです。

氣康体操を継続して行えば、様々な病気を解消することも可能です。会員さんの中には氣康体操をやって視力が上昇した人、頻尿が改善した人、肩コリを解消した人、喘息が治った人など数え上げればきりがないほど多くの実例があります。

古武術研究家で有名な甲野善紀先生の教えを受けるとよくわかるのですが、鍛えるとスピードが鈍るので、甲野先生は筋力トレーニングはやらないそうです。柔軟な身体が甲野先生の達人技に繋がっているのです。

私の提唱している、お金の要らない健康法の健康五訓でも、正しい呼吸、正しい睡眠、正しい食事、正しい想念、そして正しい運動（氣康体操）をお奨めしているのです。

いつでも行うことが出来る氣康体操は、お金のかからない素晴らしい健康法です。是非習得して頂き、毎日の健康管理にお役立てくださることを願っております。

紙面で複雑な動作の説明を表現することは、無理がありますので割愛いたしますが、日本中の皆様が習得して健康管理にお役立ていただきたい素晴らしい体操だと思っております。

**【氣康体操】**

①腕振り運動（六種）
②腰振り回し運動（二種）
③胴体ねじり前後屈運動（四種）
④肩甲骨運動（二種）
⑤腕ねじり運動（三種）
⑥胴体くねくね運動
⑦腕手首運動（四種）
⑧横振運動
⑨合跡運動
⑩肩関節運動
⑪上半身叩打運動（三種）
⑫座位開脚運動（三種）
⑬座位膝折仰臥運動
⑭座位前後屈運動（二種）
⑮足首運動
⑯下肢叩打運動

⑰ **金魚運動**
⑱ **だるま運動**
⑲ **脚ふり運動（二種）**
⑳ **股関節回し運動（二種）**
㉑ **伸脚運動（三種）**

これらの体操を約三〇分間かけて行います。

氣康体操には一般的に行われている柔軟体操なども含まれていますが、腕振り、足振り、体幹部を柔軟にする胴体くねくね運動、手首の運動など他の健康体操にはない動作がたくさん含まれているのが特長です。手首運動を取り入れている理由は、腕がコル、手首がコル、手の甲がコルなどは誰も思ってもいないのですが、実際に手首や指、甲がコルことによって、肩コリ、首コリに発展してやがては、目眩、耳鳴り、難聴、偏頭痛、視力低下など慢性的な症状になり、医薬品で改善しようと思って薬に頼れば、さらに難治化されるという悪循環に陥ることを予防するためです。

手首のコリが腕から肩、首と連鎖してコリの範囲が広がっていきます。

## 【呼吸法】

**活整氣康法では次の五種類の基本呼吸法と、氣を養うための操氣呼吸法を行い、心肺機能向上と氣血の流れや氣康能力を養い、健康促進とヒーリングカを高めます。**

### ①（肺活呼吸）

背部、脇部、胸部の肺全体を膨らませて自己の肺活量を一〇〇％稼動させる独自の呼吸法です。最初に息を全部吐き出し、吸気で背、脇、胸を順次膨らませたあと、背、脇、胸の順番で吐き出す。吸息で肋骨の中にある風船を最大限まで膨らませ、吐息で肺内の空気を全部放出します。

普通は背部まで空気を吸入することに慣れていないため、背部まで膨らますことが難しいのですが、継続した訓練によりこの呼吸法をマスターすることが出来ます。邪気抜きの呼吸法は例外として口呼吸を行いますが、それ以外の呼吸法はすべて鼻呼吸を用います。

②（腹式呼吸）

丹田を意識して呼気で腹を凹ませて吸気で腹を膨らませる呼吸法、この逆を行えば逆腹式呼吸になります。腹式呼吸は横隔膜の上下可動により内臓機能を高める事が出来ます。

但しヒーリング時に行う呼吸法は逆腹式呼吸を用います。

③（足芯呼吸）

最初に吐息で足裏からすべての息を吐き出し、次に吸息で足裏からエネルギーを百会まで運び一旦止めてから呼気で再び足裏より吐き出す。この繰り返しで全身に氣を巡らせて氣感を養います。

④（脊椎呼吸）

頚椎、胸椎、腰椎、仙骨を意識してすべての脊椎から息を吸う、このとき脊椎を凹ませながら胸を開くとやりやすいでしょう。次に脊椎を後ろに出しながら体内の邪気をすべて出し切るつもりで静かに息を吐きます。これと前後反対の動作でも行うことが出来ます。身体の大黒柱である脊椎に氣を充足させることは健康の基本でもあります。

⑤（邪気抜き呼吸）

全身六〇兆個の細胞を意識して、身体が奈良の大仏様のように大きく膨らんだイメージで最大限に息を吸います。窓ガラスに息を吐くときの要領で、口で『ハァー』と大きな声が出るように身体中の邪気を全身の皮膚から吐き出すイメージで吐き切りながら身体を緩めます。吐く呼吸に合わせて身体は豆粒ほど小さくなるイメージが出来ると良いです。邪気抜き呼吸法の前後にジャンプをしてみれば、邪気を上手に吐き出すことが出来た人は、身体が軽くなっている事が実感できます。

この呼吸法を例外的に口呼吸で行うのは、邪氣は口から出る性質があるからです。

### ⑥（操氣呼吸法）

氣を練る、発するなどの能力を高めるために行う呼吸法です。この呼吸法は動きの伴う呼吸法で氣の操作法を練習します。身体操作やヒーリングに通用するための氣康力を鍛錬する目的で行なう呼吸法です。前述（1〜5）の呼吸法とは異なり身体の隅々まで氣を充満させて行ないます。

その動作は多種多様の動作がありますので、稽古に参加して理解していただく必要があります。

## 【立禅と活整運動】

座禅は座って行いますが立禅とは、立って行なう禅だと思ってください。氣康教室で行う立禅は、宗教禅のように精神世界の追求を主の目的とせず、心身のリラックスを追求することを目的として行なっています。朝起きて夜まであれこれ考えて、休まる暇のない脳を休息させることが出来る立禅は、心も身体もリラックスする事が出来る最善の方法です。禅寺で行う禅は足を組んで行う瞑想座禅が主流ですが、全身リラックスするためには足を組んでいると下半身のリラックスが難しくなります。

立禅では立つことで足が解放されて全身のリラックスを容易に導き出すことが出来るのです。

両足を肩幅に開いて立ち、静かな自然鼻呼吸でひたすら力を抜き、身体を忘れてしまうほどリラックスをします。

頭頂から足先まで自分の身体が透明人間になり天空に浮かんで漂っているかのようなイメージをすることが出来れば、体内から氣が溢れるように湧いてきます。

また立禅の目的は心身を緩めることでありますから、ポーズの種類をたくさん覚えることや忍耐をすることなど必要ありません。活整氣康法では立禅の種類をポーズで分けるのではなく、身体にかけるプレッシャーの強さで区別した三種の立禅を稽古して氣感の向上に努めます。

身体にかける負荷をゼロ状態で行う【垂直立禅】、負荷弱で行う【太極立禅】、負荷強で行う【抱球立禅】、この三種類の立禅の型はとてもシンプルなものなので覚えるのはとても簡単です。

型はすぐに覚える事が出来ますが、立禅の目的はとても奥深いものがあり、立禅を繰り返し行えば行うほど新たな気づきが生まれてきます。

身体と意識は常に表裏の如く繋がっていますので、身体が緊張すれば意識も緊張します。

その逆も同じで意識が緊張すれば必ず身体も緊張してしまうのです。意識と身体の緊張を同時に解放するために呼吸を整えて立禅を行うのです。

全身の筋肉が搗き立ての、お餅のように柔らかくなったイメージと、全身の骨格がすべてバラバラになって、骸骨の模型のように自由自在に動けるイメージします。脳と筋肉と骨格のすべてを、日々の緊張から解放することが上手に出来れば、身体の中から活整運動が発動してくるのです。

活整運動とは頭で考えて行う体操とは違い、身体脳が欲している動作であり、身体を楽にするための身体の自動調整運動ですから、すべて身体にお任せして動くだけです。

この活整運動は三種の立禅で負荷の強さによって動きが異なってきます。ゆるゆるの動き、暴れ狂うほども激しい動き、穏やかな動き、強い伸展を行なう動きなど、自分に必要な各様の動きを楽しむことが出来るのです。この活整運動は気功の流派により自発動、自動運動、活元運動など様々に呼ばれておりますが、その目的は緊張の解放、骨格の歪みなどを改善する効果もあり、何よりも動物本能を高めることが出来ますので、氣を学ぶ人には是非おすすめしたい稽古です。

立禅を行い、心身を緩めることで、身体に内在されている自動マッサージ機のスイッチを入れることが出来ると考えていただければ、判りやすいかも知れません。動きの強弱は立禅の負荷の強弱がそのまま活整運動の強弱として現れますので、自分で自由に調整することが可能であり、異なる動きの立禅を楽しむ事も出来ます。

**垂直立禅（負荷ゼロ）**

両足を肩幅に開き力を抜く。
つま先を正面に向け足を平行にする。
お尻を落として膝は軽く休めの状態に。
腹を引き足の甲が見えるように。
腰椎を反らさない。
腰椎四番を意識して重心を下げ踵で立つ。
丹田に氣を集中させる。
呼吸は自然口呼吸で行う。
肩を落として眼は軽く閉じる。
腕をだらりと垂らす。
頭部は顎を引き真っ直ぐ立てる。
揺れに逆らわず身体に任せる。
激しく動く場合もあるので安全な場所で行う。

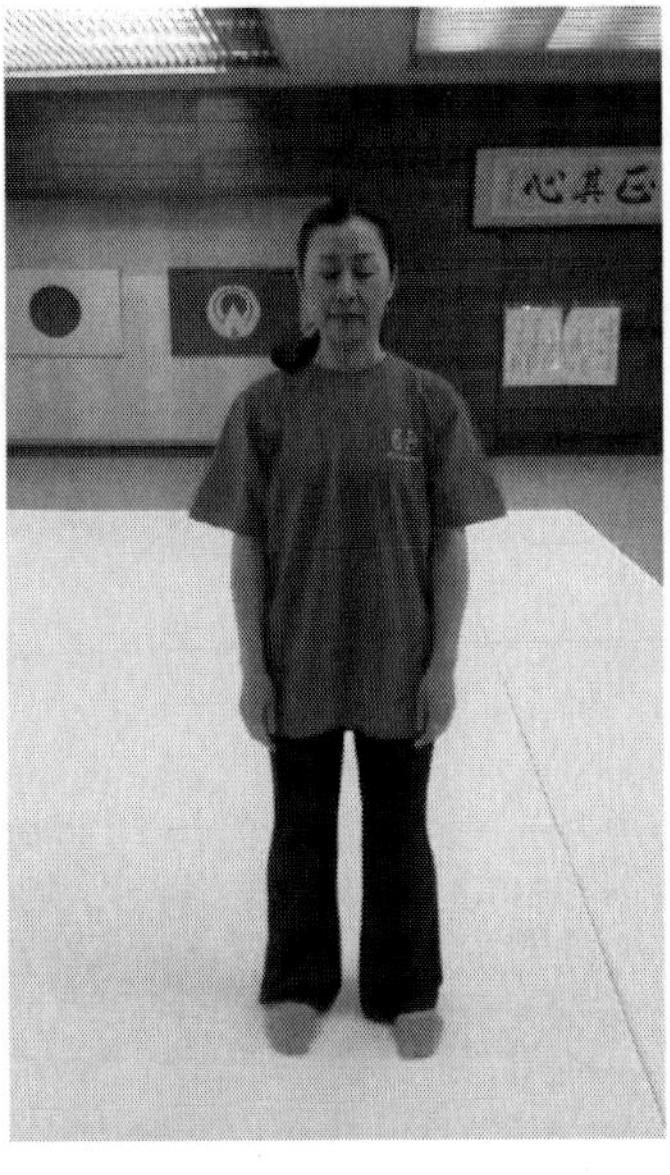

以上が垂直立禅を行う上での主な注意点ですが、実際には本書の説明だけで立禅を理解することは困難ですので、氣康教室を受講して身体で理解してくださることが習得の近道です。

基本形の垂直立禅が充分に出来て、活整運動が出るまで緩むことが出来れば、身体中に氣が満ちて氣を巡らす、氣を感じる、氣を放射するなど氣を操ることが容易に出来るようになります。

さらに氣感を高めたい人は、次のステップとして負荷をかけて行う太極立禅、抱球立禅に進んでください。第二の太極立禅は軽く全身に軽く負荷をかけると、先の垂直立禅では全身が激しく動くのに対して、緩やかにバレエを踊っているような動きや、太極拳の表演のような動きが出てくるのが特徴です。

第三の抱球立禅はさらに強い負荷をかけることによって、今度はかなり力に入ったストレッチ運動のような動きが出てきます。柔軟体操では不可能な筋肉の伸展運動をすることが出来るのです。

これらの動きはすべて体内に氣をめぐらすことで可能になります。

**太極立禅（負荷弱）**

垂直立禅の基本形で立つ。

両手を開き、肘を少し曲げて掌を上（下でもよい）に向ける。天から、あるいは大地から噴出してくる氣を感じて、体中に氣を巡らせる。肩肘を張らないようにする。両手を開く事で身体に微弱な負荷をかける。太極拳の表演のような、優雅な舞を思わせる活整運動を誘発させる事ができる。

**抱球立禅（負荷強）**

基本形からさらにやや腰を落として立つ。

両手で球体を抱いた型になり、負荷を少し強くかける事で、強い筋肉の伸展をする活整運動を誘発させることが出来る。負荷が強くなるほど動きも力強くなり、体操などで、行うストレッチとは異なる動作で、普段動かすことが出来ない筋肉や関節を伸展させることが出来る。

この立禅による活整運動は、強烈な筋肉の伸展が現れるので、短時間で終わることが好ましい。

## 【操氣法の稽古】

テレビの気功番組や、インターネットの映像などでも、よく紹介されている、氣で人を動かす、飛ばす、操るなどの稽古を通じて、自分が発する氣の強さを確認することが出来る、一種の気功遊びとでも理解してください。

ある有名な○○呼吸法の教室では、氣で人を飛ばす練習を対気と呼び、氣で飛ばされる稽古を繰り返せば、互いに氣の交流が出来るので細胞が活性化されて、健康になれると教えておられます。

私が、操気法の稽古で習得して頂きたいのは、氣を強化する事と、氣を操作する技術を高めてもらう事です。氣を強化する必要があるのは、微弱な氣しか出すことが出来なければ、肩コリ程度の症状なら緩和することが出来ても、癌を消すあるいは骨折を短時間で繋ぐなど、強力な氣を要求されるヒーリングでは、効果を上げることが不可能と思われるからです。

相手と接触して行なう操氣法と、相手から離れて触れずに、相手の身体を操縦する、あるいは合気道的な氣の稽古では、掴まれ腕や身体を自由に動かす稽古なども行います。これらが出来るようになれば、氣の護身術としても活用できるのです。

ヒーリング棒や拍子木、鉦、団扇など身近にある道具を利用した操氣法の練習もする事があります。操氣法の稽古は、遊びながら氣を強化できる楽しい稽古法であります。

## 【氣の基礎は柔の心身】

私は氣が理解できるようになるまでは、武道の言葉で（柔よく剛を制す）と言うのは力の弱い者が柔道の巴投げのように相手の力を利用して、自分より力の強い相手を倒すことだと思っておりました。しかしこれは間違いであることに気付きました。剛の者といえば腕力、筋力の強い人のことですが、スポーツや武道では筋力の強いものが必ず勝てるとは限りません。筋力、智力、テクニック、スピード、バランスなど総合的な要素が良い成績に繋がるのです。そこに氣がプラスされればもう鬼に金棒というところでしょうか。

剛とは筋骨隆々に鍛え上げた肉体や岩石、金属、鉄筋コンクリートなど固いというイメージです。一方、柔とはしなやかな肉体、新緑の若葉、水、風、空気などをイメージすることが出来ます。

氣に対する解釈は諸説ありますが、私は、氣は生命エネルギーであるとも考えております。

自然界を観察すれば、強いエネルギーを持っているのは柔らかいものばかりです。自然界で最大のエネルギーは何と言っても太陽エネルギーです。太陽そのものが固いか柔らかいのか私には解りませんが、送られてくる熱や光は、全世界の隅々まで入り込めるほど柔らかいものです。

風も空気も水も説明するまでもなく、柔らかいものです。このとても柔らかい存在が、時には台風となり洪水となり、とてつもなく大きなエネルギーを発するのです。

自然界を観察しても、氣を発する人を観察しても、柔らかいほど強いエネルギーが出ることがわかります。

人の身体に後ろから腕を回して胴体を腕の上からがっちりとつかむと、ほとんどの人は逃げることが出来ませんが、猫や魚は、強く握っても胴体をピクッと動かすだけで手からスルッと逃げてしまいます。人の胴体は肋骨で固定されて可動性が少ないために、掴まれた腕を振り離すことが難しいのですが、猫や魚のように柔らかい胴体の持ち主は簡単に抜けられるのです。

これも小さな魚が力だけで逃げたのではなく、彼らの身体エネルギーを駆使することで可能になるのです。人も体幹部をユルユルに柔らかくすれば強い力で身体をがっちりと掴まれても、一振りで切り離すことが可能となります。これらの動作は力まかせで頑張っても、どうにもならない事が判ります。

氣エネルギーを自由に駆使するためには猫のように、魚のように、水のように、柔らかくなればなるほどより強いエネルギーを発することが出来るようです。筋力はいかに鍛えても限度があるはずですが、氣エネルギーに限度はありません。

筋力の強い者に勝つには、それ以上の筋力があれば勝つことが出来ますが、筋力の弱い者でも柔らかくなれば、簡単に勝つことが出来るのです。なぜなら柔らかくなることで、筋力以上の氣エネルギーを発することが出来るからです。

自然界の営みも動物の動きも、柔はテクニックではなく柔のエネルギーにより剛に勝つことが出来るので、これで（柔よく剛を制す）の意味であることを説明することが出来ます。

氣とは特別な訓練をした人だけが使うことのできる、特殊能力と思われているようですが、何度も述べているように、氣は私たち誰もが、生まれながらにして保有している動物本来の能力なのです。気功の書籍などで、ことさら難しそうに書かれているのは、氣に神秘性を持たせて、秘法や秘伝のように、長年の修業や鍛錬が必要であるかのように思わせて、意味のない価値を高めようとしているのかもしれません。

気は誰でも持っているものです。誰でも使うことが出来る、ヒーリングに必要なパワーも正しく学べば、短期間で習得することも可能なのです。

さらに継続して経験を積めば、年齢や性別に関係なくレベルアップすることが出来るのです。

世界中に氣の勉強をしている人や、氣の療法や指導を生業としている人が沢山おられますが、一般の人から感想を聞けば、やはり気功は怪しいと思って居られる人が多いようです。

気功団体の中には、伝授、転写、インストールなどの名目で、高額な費用を払えばあなたも超能力が身につきますと、氣の資格をお金で段階的に買わせるなどの手法で、お金集めをしているところもあるようです。またある団体では先生の名前が書かれたカードをたくさん持てば、先生と同じ奇跡を起こすことが出来ると教えているそうです。

カードを集めるために、知人友人を誘って入会させれば紹介者の特典として、有り難いカードが貰える仕組みになっているので、会員が競って新規入会者を勧誘してくるので、益々会員が増えるようです。

本当にお金を払えば数分単位の安易な伝授で能力が向上するのでしょうか？

カードをたくさん持てば能力が向上するのでしょうか？　私にはとても理解し難いのです。

私自身が氣の伝授などの体験がないので、誤解しているのかもしれませんが、客観的に考えれば武道や芸事でお金を払って段位や師範の免状を与えられたとしても、技量が伴わなければ何の価値もないし、資格を与える側の指導者や団体の値打ちが下がるのは当然ではないでしょうか。

これらの手法は商売としては確かに上手なやり方であり、経営的には潤うと思うのですが、何か間違っているのではないでしょうか。

現代人は自分で努力をするよりも、安易にお金で資格を買える方を好む傾向が強いので、罠にはまってしまうのです。私の教室にも高額なセミナーを受けたとか、数十万円の伝授を受けて何々の資格を持っているという人が時々入会して来られます。その大層ご立派な資格を有する人よりも、私の教室で半年にも満たない会員の方が、強い氣を出せるのは何故なのでしょうか。

私の教室では級位も段位も設けておりません。氣の力量は武道などと違って、技量の判定が難しくて『このレベルになれば〇〇級、〇〇段です』などと安易に決めることが出来ません。

仮に強力な氣を放射する能力があり、人を飛ばすことが上手に出来ても、怪我や病気を治すことが出来なければ、氣の熟練者と認めることは出来ないからです。また氣ヒーリングで改善の度合いは患者さん側の氣を受容する能力により大きく異なります。

例えば骨折を一回のヒーリングで完治させた人と、複数回のヒーリングで完治させた人の能力が大きく違うかと問われても、患者さんの状態により条件はそれぞれ違うので、どちらが高い能力を有しているなどの判断は出来ないのです。

そこには技量の優劣を付けるのではなく、いかに愛情を持って氣を有効に活用しているかが大切です。治してあげたい、楽にしてあげたいと真剣になれば、ヒーリング法にも創意工夫が伴ってくるので自然にその技量は向上してきます。

個々の結果に一喜一憂するよりも、継続した愛の行為こそ評価に値するのではないでしょうか。

氣を学ぶ上で、最も大切なことは、安易にお金で技術が向上するなどと惑わされないことです。氣の世界は見えない世界なので特殊な世界と思われますが、特殊な世界ではありません。

氣を操る人を超能力者などと思わないことです。私たち人間が誰でも持っている氣の能力を有効に使えるような訓練を少ししただけなのです。

伝授などで能力をお金で買うなど、本当に馬鹿げているとしか思えません。氣の世界も一般の世界もなんら変わりはありません。ピアノや書道の勉強と同じく、たゆまぬ努力が実を結ぶのは、どの世界でも通用する当たり前のことなのです。

医学的知識も医療技術も持たない、普通の人達が器具も薬も使用しないで病気で苦しんでいる人々のお役に立てるのは、氣のすばらしいところです。氣を理解して身体の仕組みを理解すれば、誰でも癒しが出来るのです。そして多くの方々に、取得した氣康法を活用して、社会貢献に役立てていただきたいと願うものです。

## 【氣康ヒーリング実習】

氣康法を勉強する最大の目的は、魂を磨きイエス様やお釈迦様のような悟りの境地まで到達する事だと念願しているのですが、私のような雑念の多い凡人にはとても難しい課題と思われます。

そこで誰にでも可能なのが、氣康法で自らが健康になる事、そしてその健康を周囲の人達にお裾分けしてあげるのです。お金や物は、人にあげれば減りますが、氣はいくら使っても減りません。

痛みや病気で苦しんでいる人に、どんどん与えてあげれば良いのです。氣康教室の稽古では、会員同士が稽古相手となり、実際にヒーリングの実習を行います。

その日に痛みや体調の悪い人が居られた場合は、その症状を解消する練習をするのです。

痛みなどが発症していない場合は、本人が気が付いていないこともありますが、術者が身体の形や表情、あるいは匂いを感じる、オーラを観て悪い部位を見つけることが出来る場合もたくさんあります。接触（手を当てる）して氣を入れることが多いのですが、目視ヒーリング（眼で見ているだけ）や遠隔ヒーリングの稽古も行います。

そうして感覚やヒーリング力を磨く稽古を繰

り返して行うことで、家族や周囲の人達にもヒーリングが出来るようになり、実生活に役立てることが出来る氣康法となるのです。

ヒーリング実習で成果が現れると、自分のヒーリングでも痛みが消せる、あるいは可動不良を改善できるなどの確認ができると、自信が付きますので、教室以外でも、氣を知らない人にヒーリングをしてあげることが出来るのです。

本当にヒーリング力を高めるのは、教室以外で痛みや体調不良で悩んでおられる人達に、ヒーリングをさせていただくことです。

教室での稽古は予行演習であり、本番は生活の中で、数多くの体験を積むことがレベルアップになり上達を早めるでしょう。

しかし治してあげたい、効果を出したいと思うあまりに、頑張り過ぎると氣の効果が低下するのです。あくまでも呼吸は静かに平常の呼吸を心がけて、吸いの呼吸は短く、吐く呼吸は長く、自分の身体を自転車の空気入れのような気持ちで、吐きながら丹田に氣を圧縮する、逆腹式呼吸がヒーリング時の呼吸法として最適です。

さらに大事な条件を付け加えると、自分を出さない、自分が癒している、自分が治してあげているというような、この『自分が』という『自我』の思い上りがヒーリング力の妨げになり、肉体能力的ヒーリングの域を超えることが出来なくなります。

無我の境地とか無になるという言葉を聞くことがあると思いますが、ヒーリングの心は無我の境地になればよいのです。

自分を滅して大いなる意識（神と呼んでもよい、サムシンググレートと思ってもよい）や高次元のパワーと繋がることが出来ると、奇跡も夢ではありません。高次元のパワーと交流するためには、常日頃から感謝する心、赦す心、学ぶ心、奉仕する心などを心の糧として魂（精神）を磨いておかなければならないのです。

お釈迦様やキリスト様が数々の奇跡を起こされたのは、聖者と呼ばれるだけの高い精神レベルをお持ちだったからと思えるのです。

私たち人間は、『神の子』とも『小宇宙』とも言われている存在であり、人間を神の分身と考えれば、大宇宙や、天意と融合することも可能であるはずです。

私たちの魂の故郷とも云える、高次元の世界に意識を向けるだけでよいのです。

## ◆第一二章・治せない医療

### 【病気はなぜ治らない】

医療技術や医療機器の進歩により、助からない命が数多く救われていることも事実ですが、治らない病気や新たな病気が増えていることも事実です。西洋医学の素晴らしいところは、怪我や緊急時の傷病に対しては、大きな力を発揮できることです。また細菌性の病気に対しては医薬品が大きな働きをします。怪我や病気に対して外科的処置や医薬品を投与して症状を緩和する治療が西洋医学の得意とする治療法です。

外因性の傷病はこれらの手法で解決できることも多いのですが、糖尿、血圧などの生活習慣病や、筋肉由来で発症している疾患は、現代医学の不得意分野であり、治らない、治せないのは周知の通りであります。

例えば花粉症ひとつを例にとっても、毎年花粉の飛散する季節になれば、耳鼻科の病院が花粉症の患者でいっぱいになります。花粉症の患者は毎年のように、耳鼻科や眼科に行って、点鼻薬や目薬を処方してもらうという同じ過ちを繰り返しているのです。患者は耳鼻科で花粉症が治らないことを知りながら、毎年同じ事を繰り返し、病院も治せないことが判っていながら、患者が来れば薬を投与するだけの、詐欺行為にも似た医療が現実に行われております。患者も医者も花粉症の症状を消すことだけに囚われて肝心の原因を見つけることが出来ないからです。

最新の検査機器でいかに難しい病気を発見しても、それは疾病を発見したことであり、原因を解明したことにはならないのです。

癌は早期発見、早期治療を合言葉のように沢山の医療機関で癌検診が行われています。

幸いにしてと言うべきか、不幸にしてと言うべきかは判りませんが、癌が見つかるというのは、癌という症状を見つけたことであって、原因を見つけたことにはなりません。どんな病気も症状ではなく原因を突き止めなければ病気は治らない、治すことは出来ないと思うのです。

患者も医師も何故病気になったのかを、掘り下げて考えなければ、生活習慣病や慢性病などの内因性の病を治すことは、永遠に不可能と思われるのです。

薬とは痛みや症状を軽減もしくは快癒など、治療効果が上がらねば薬とはいえないのではないでしょうか。たとえ効果があったとしても服用による副作用が重大であれば、それは毒薬であり良薬とは言えないのです。医薬品添付書を読んでみると、殆どの薬には空恐ろしくなるような副作用が列記されていますが、忙しい医師たちは医薬品添付書などは、誰も読んでいないと報じられています。自分が処方している医薬品がどれだけの副作用があるかなど意に介していないのです。

医薬品は急な発熱や痛みを緩和するために、短期の使用なら問題も少ないのですが、生活習慣病や慢性病の治療に長期間服用すれば、必ず副作用が生じます。腰痛、膝痛、坐骨神経痛などは骨格のゆがみや筋肉の硬縮が原因で起こる症状でさえ、病院では薬で解決しようとします。偏頭痛もそうです。頸椎の歪みや硬縮、頭蓋骨の変異が原因で発症している偏頭痛を薬で治療しようとするには無理があります。

難聴や耳鳴りも薬で解決できない事は、今までの体験から既に学習しているはずですが、なぜか治らないと判っている薬を処方しているのです。

さすが近視や老眼は、薬よりも眼鏡を掛けるように指導されています。

さらに高血圧症や糖尿病などともなれば、一〇年、二〇年と薬を飲み続けている人が沢山おられます。一〇年も飲んで治らない薬なら飲むこと事態が、まったく無意味としか思えないのですが、よく飽きもせず飲んでいるものだと感心してしまうのです。

リウマチやアトピー性皮膚炎、花粉症などの治療法も医薬品が主流であることに変りはありません。これらの病気が、医薬品で完治した話を聞いたことがないのは、私だけではないはずです。

治療する医師も治らないことを知りながら、医学界のガイドラインに沿った治療さえ行なってさえいれば、治らなくとも誰からも非難されることはありません。

また患者もせっせと病院に通い、いくら飲んでも良くならない薬を、真面目に飲んでいることを、治療のための努力をしていると勘違いをしているのです。無駄を排して、正しく努力しなければ真の努力とは言えないのです。

真の努力とは病気改善の為に、あるいは健康維持の為に生活習慣を正すことであり、副作用の恐ろしさも考えずに、大量の薬を長期間飲むことではないはずです。現代の医療事情を冷静に観察すれば、治療者と患者の関係は、まさに大人のお医者さんごっこという表現が適切かもしれません。

現代医学を駆使しても、医薬品を長年服用しても改善しなかった、これらの病気を克服した人の多くは、医師から匙を投げられた患者さんや、自らが現代医学と決別して食事療法や運動療法、呼吸法、などの自然療法に取り組んだ人が多いのです。以前に新聞で読んだ記事ですが、ある男性が糖尿病で永年薬を飲んでも、一向に良くならないことに嫌気がさして、『薬を飲む代わりにダンベルを買ってきて毎日ダンベル体操を始めたところ、半年で糖尿病がすっかり良くなりました』と喜びの記事が掲載されていました。

医学が進化した、医療機器も進歩した、医薬品も良くなった、けれども病人は増えた、なぜかすっきりしない現代の医療事情であります。

生活習慣病や慢性病は医薬品で改善できないことは、すでに明らかであるにもかかわらず、それでもお医者さんごっこから抜け出せない人は、いつまでも病気を克服することが難しいのです。

病気の多くは、医薬品の効果で改善する事よりも、生活習慣の改善や運動療法、あるいは筋肉の弛緩療法で改善する場合が多く、医学を過信していては病気を克服することは出来ないと思います。

運動療法、食事療法、呼吸法、氣康法などを取り入れることで、病気改善に効果があるのは、多くの病気が自己治癒力の働きで改善する証明でもあります。病気克服のカギは他人任せの医療ではなく、自分の努力が大切であるということを理解しなければなりません。

## 【代替医療を考える】

各種治療法の代表格は、何と言っても国家が認めた西洋医学であります。

次に来るのは、医師の処方する漢方医療も最近は人気が高くなっているようです。

西洋医学や漢方医学は、政府からも世間からも医療として認められていますが、これ以外の各種療法は、医師免許を持たない技術者が行なっているために世間では、民間療法あるいは代替療法と呼ばれています。

柔道整復、鍼灸、整体術、カイロプラクティック、オステオパシー、気功など、これらの各種療法は、免許の有無にかかわらず、それぞれの専門技術と知識があり、医師の行う医療の不得意とする分野で大きな成果を上げています。

近代医学といわれる最新の医療を受けても治らない傷病を、これらの療法で改善している事実があっても世間では依然として、これらの療法を代替療法と呼んでおります。またこれらの療法に、携わる人達自身も、自分たちの療法は代替療法であると自認している人がほとんどです。

よく考えてみると、代替という言葉を使っているのは、医療の世界だけのように思えるのです。

例えば、『野球の代替としてソフトボールをする、テニスの代替として卓球をする』とは言いません。なぜならそれぞれが種目の違うスポーツですから、代替として行うのではなく、それぞれの好みにあった種目を選んで行なっているからです。

当然、私が行なっている氣康ヒーリングも世間では代替療法と呼ばれていますが、私は代替療法と呼称されることは好きではありません。

代替とは主流の補佐であり、その技能や効能は主流より劣るのが当たり前であると思われているのが普通です。

そこには最初から医療の順位、優劣が決められていて、病気になれば病気の種類にかかわらず、迷うことなく順位の高い医療から先に受けるのが一般常識となっています。この世間で考えている、医療の順位が大いに問題があると思うのです。

外傷を負えば、傷口の消毒や縫合などは、医師でなければ出来ない医療行為なので、整形外科に行かねばなりません。

腰痛になればどうでしょうか？　腰痛もほとんどの人が、整形外科に行って、シップ薬をもらって帰るのが定番です。

偏頭痛になればどこに行きますか？　内科ですか？　外科ですか？　精神科でしょうか？　耳鳴り、難聴になれば耳鼻科に行くでしょう。

ところが、腰痛も偏頭痛も、耳鳴りも、病院で治らないことを、殆どの患者さんは知らないのです。

何年も治療を受けてから、やっと治らないことに気が付いた患者さんが、氣康ヒーリングを受けに来て短期間で改善することが、日常茶飯事に起こっています。それならば、最初から氣康を受けに来ていれば、苦労しなくとも済んだのではないでしょうか。

療法の主流である西洋医学も、代替と呼ばれている民間療法も医療の種目が違うだけで、主流や代替といって優劣をつける呼び方は、ふさわしくないのです。

スポーツにも各種の種目があり、代替種目などありません。プロ野球の一流選手でも大相撲の横綱に相撲で勝つことなど出来ないし、横綱といえどもフルマラソンで優勝することなど出来ないのです。要するにスポーツにも医療にも、種目があるということです。

大病院では、細分化された専門科があるので、医療のデパートのように思っておられる方が多いと思いますが、本当は西洋医学という科学療法が細分化されているだけであって、診療科目が違っても治療法は全て西洋医学の範疇で治療が行われます。

私たちの行う自然療法とは根本的に手法も考え方も違い、スポーツに譬えるなら水泳と相撲ほどの相違があるかも知れません。

自分の傷病はどの治療を受ければ安全で、早く確実に治すことが出来るか見極めることこそ、天国と地獄の分かれ道にもなります。

西洋医学の治療を受けて、治らないことが分かってから、その他の療法を受ける習慣があるために、西洋医学以外はすべて代替医療であるという考えになるのでしょう。

それならば、症状に適合する療法を先に受ければ良いのであって、必ずしも、何がなんでも一番先に病院に行かねばならない理由などどこにもないのです。適合する療法の判断が付かないときは、複数の専門家から意見を聞くことも必要であると思うのです。今流行のセカンドオピニオンという言葉がありますが、これは異なる見解を聞くために行うことであり、複数の医師から診察を受けることで治療法の選択肢を広げることが出来ます。

異なる意見を聞くことが目的ならば、セカンドオピニオンの中に、医師以外の療法者の意見も含めて、あらゆる療法があることを視野に入れることが賢明ではないでしょうか。その傷病に適切と思われる治療法を提示するのは医療者ですが、選ぶのは患者さん自身です。

緊急の必要性がないにもかかわらず、医師の薦めるままに手術や投薬を受けて、その後遺症や副作用に悩んでいる人が沢山おられます。

西洋医学以外の療法を代替療法というならば、あえて苦言を呈せば、民間療法を受けたけれど良くならないから、多少のリスクを覚悟してでも、代替療法として西洋医学療法を受けるという考えも成り立つはずです。

医療とは治らなければ意味がありません。真の医療とは治ること治せることです。

自分で治せない疾患は安易に『治りません』と発言をするような医療者から、代替医療などという言葉を言われたくないと思うのは私だけではないはずです。

患者さん自身が自分の傷病にはどんな治療法が適合しているのか、その治療法は安全なのか正しい選択をすることです。

それよりも最も大切なことは、本当は自分の病気は、自分の持つ治癒力を働かす以外に、誰も治すことが出来ないという事実を知るべきです。

病気は誰も治せないのです、治せるのは自己治癒力以外にないのです。

## 【意図的に治さない】

まだ私が趣味で気功教室に通っていた頃、同じ気功教室にプロの治療師が数人来られていました。ある日ヒーリングの体験談を話していると一人の治療師が『あんたみたいに一回で治してしまったらご飯が食べられない』と言われましたので『私はアマチュアなので一回で治さなかったら、氣の効果を信じてもらえないし、何回も頼まれるのは面倒なので可能な限り一回で治すのです』と答えました。

笑い話のような本当の話でありますが、プロの治療師は一人の患者さんに、何回治療を受けに通院させることが出来るかで、売り上げが大きく変わります。せっかく来てくれたお客様に期間は長く、回数はより多く来ていただかなければ、経営者として失格なのです。患者さんに一日でも早く良くなって、楽にしてあげたいと思う心とは裏腹に、経営者として売り上げのことも考えねばならないのです。

私の知り合いに鍼灸院を経営している男性がいるのですが、彼の同業者組合では毎月一回研究会を開いているそうです。

彼も開業して間もなく組合に加入して、初めて研究会に参加して驚いたのは、治療技術の研究会ではなく、もっぱら『お前の店の看板が小さいから目立たない』とか『看板の位置が悪い、看板の色が悪いから患者が少ない』『早く治しすぎると治療院が暇になるので一人の患者をなるべく長く引っ張れ』等々の話ばかりだったそうです。

馬鹿らしくなって最近は参加しなくなったと言っておりました。

もっとも同業者と言えども、商売仇なので、自分の持っている治療技術を研究会で公開すれば真似られてしまうので、誰もが自分の治療技術を教えたくないのです。

私の氣康教室は治療することが目的ではないので、より早く確実に治してあげるように心がけているのです。（それでも簡単に治らない疾患もある）

もちろん経営者として売り上げを考えることも必要ではありますが、プロの治療者を目指すなら、早く確実に適切な料金で営業していれば自ずと道は拓けるはずであります。

なぜか心得違いをしている療法者が堂々と営業していることも事実です。

大病院が患者で溢れているのも、治さない、治せない治療で、入院や通院を長引かせるために、高速道路の渋滞と同じく患者が渋滞しているだけかも知れないのです。

## 【薬の盲信は危険】

ある女性が、不整脈が出て息苦しくなり近所の病院に行きました。診察のあと、八種類の薬を処方されて飲み始めました。毎月一回の診察を受けながら一年間同じ薬を飲み続けていました。

ある日友人が久しぶりに電話をかけると電話に出てきた彼女の、あまりにも暗い元気のない声を聞いてびっくりしたそうです。心配した彼女の友人は、『氣康教室に来れば元気になれるから』と誘って連れて来たのです。

初めてお会いして感じたのは、幽霊のように暗く元気のない声と顔の表情でした。

話し言葉も身体の動きも年齢に似合わずとても鈍いことと、頭髪がかなり薄くなっているのが気にかかりました。

氣康教室に来られるようになって、三度目の日に彼女から生活の様子を聞きました。

一人暮らしで一日中誰ともしゃべらない日が何日も続き、仕事もしていないので毎日テレビを見るだけが日課になって、運動をすることも全然ないと言うのです。

脈診しても病院に行くきっかけとなった不整脈の気配はないので、現在の体調を聞けば具体的にどこが悪い訳でもなく、いつも身体が重く、頭がボーとしていると言うのです。

彼女は病院で具体的な病名も訊いておらず、自分が何の薬を飲んでいるのかさえ理解していないのです。なぜ八種類もの薬を一年も飲み続けているのですかと質問すれば『毎月病院に行くと薬を出されるので飲んでいます』病院で出される薬だから飲まねばならないと思って飲んでいるようなのです。

翌日処方されている薬の説明書を持ってきてもらって、それぞれの医薬品添付書を調べると、そこには恐ろしい副作用が列記されていました。

**ビタミン剤**（脱毛・皮膚剥脱・高カルシウム血症・口渇・多尿・意識混濁）
**経口抗凝血薬**（脱毛・発疹・紅斑・じんましん・皮膚炎・発熱・肝機能異常・嘔吐）
**利尿薬**（食欲不振・膵炎・貧血・脱力感・じんましん・低ナトリウム血症）
**下剤**（悪心・嘔吐・腹部膨満感）

自分の飲んでいる薬の副作用を知った彼女が話してくれたのは『病院に行くようになってから、シャンプーする度に髪の毛が大量に抜けたのは薬の副作用だったのですね』と言って驚いていました。何も知らない彼女は、脱毛の副作用がある薬を、二種類も毎日飲み続けていたのです。

科学医薬品とは、このように副作用の無い薬は存在しないことがわかります。

私は医療資格者ではありませんから責任ある指示などは出来ませんが、個人的な見解をアドバイスすることは出来ます。

これらの資料を見せながら具体的に病気治療のためなら仕方がありませんが、病名も告げられず服用の目的も解らず、処方された薬をやみくもに飲むなど愚かしいことであるとお伝えして、自分の身体で薬を飲んでいる時と、飲まない時と、どちらが体調が良くなるのか試してみればどうですかと提案したのです。

翌日、病院に行き『薬を止めたいのですが？』と相談すると、医師はいとも簡単に『しばらく止めても良いですよ』との返事だったと言います。

本当に必要な薬なら、簡単に『止めても良いです』とは言わないはずですが、彼女が飲んでいた薬は、彼女の病気に必要な薬ではなく、病院の売り上げに必要な薬だったようです。

それから三日後に教室に現れた彼女の顔はとても明るく別人のようでした。

彼女曰く『薬を止めて三日になり、身体が軽くて頭がとてもすっきりしてきました。夜もとてもよく眠れるようになり朝の目覚めが良くなりました。あの薬は何だったんでしょうか？』

それから数日後に、近所で働き口が見つかったので氣康教室のない日を選んで、週に三日ほど働きに行くことになりましたと報告を受けました。

副作用満載の薬から脱出して、絶対副作用のない氣康体操と呼吸法で、それまで無口だったのが嘘のように良くしゃべり、元気に大声で笑うことが出来るまでに見事に変身できたのでした。

彼女が、このまま薬を飲み続けていれば近い将来、うつ病患者になってしまいかねません。

必要のない薬を無意味に処方する病院と、それを疑わず飲み続ける行為は、患者と医師が単なるお医者さんごっこをしているとしか思えません。

私たちがお医者さんごっこに巻き込まれない為には、具体的に病気にならない生活を心がけること以外に道はないのです。

## 【真の医療とは治ること】

世の中には多種多様の偽物と本物があります。化学工業製品の塩化ナトリウムを食塩と偽って販売しているのは、日本国の法律で許可された食品業界最大で最悪の偽物であります。

法規制のある行為を無許可や無免許で行なえば、応分の罰則を受けねばならないのが法治国家の定めです。医師免許、鍼灸、接骨などの免許があれば治療行為を行うことが出来ますが、無免許で治療行為を行うことは医師法違反となるのです。

それでも街中には資格免許の無い多数の民間療法の治療院が乱立しています。

これら各種療法の多くは無免許、無資格で営業をしているので、医療者としては偽者ということになります。もちろん私のやっている氣康ヒーリングなども医療行為とみなせば偽者ということになります。

私の教室は、医師法違反で逮捕されては困るので、【氣康ヒーリングは氣の施術行為であり医療行為ではありません、ヒーリング料金は氣施術の対価です】と明記してあります。

なぜなら氣康で怪我や病気が治るのではなく、氣を注入することで治癒力のハタラキが高まり、患者さん自身の力で治るのであり、氣の操術は治療法ではないのです。

なぜ多くの人が保険の利かない、こうした無資格の施術や健康器具、健康食品に高額なお金をかけているのでしょうか。その裏側には病院で治らない病気が多すぎるということに他ならないのです。医学は日進月歩で進化しているといわれており、外科的処置の伴う医療に関しては、心臓移植や精密な脳外科手術など、とても素晴らしい成果を上げていますが、メスを使わない医療は情けないほど治らない医療を行っています。

私たちが簡単に解消することができる膝痛や腰痛でさえも、整形外科病院では『手術しなければ治りません』『歳だから治りません』『原因不明だから治りません』と言われてしまいます。

まして生活習慣病ともなれば、まったくお手上げ状態であります。高度医療を信じて受診しても、難病なら治らなくても仕方がないかもしれませんが、ごく一般的な病気や慢性的な病気までもが、ほとんど治らないと覚悟しなければなりません。病気になれば、まず該当する診療科目で受診をするのが普通です。半年、一年、二年と通院しても治らない、高血圧症や糖尿病、あるいは腎臓病で透析までするようになれば、死ぬまで薬を飲んでも治せないのが現代医学なのです。

いかに医療従事者の免許があろうとも、患者さんの痛みや病気を治すことと、あるいは治るための生活指導が出来なければ、真の医療とは言えないのではないでしょうか。立派な施設や医療機器が充実していても、治らなければ患者にとっては無意味なことであります。

患者さんの願いは、一日でも早く健康になることです。薬と手術だけが医療ではなく、運動も食生活を正すことも立派な医療なのです。

真の医療とは、治る治療を施し、尚かつ治るための生活習慣や方法を、指導することだと痛感するのです。免許や資格の有無よりも、治る事が大切なのです。

最新の医療設備と最高権威の医師たちが揃っていて、人口比率の医師数も全国一番である東京都の平均寿命は、男性一四位、女性二一位ですから、医療施設の充実や医師の多さが、必ずしもその地域住民の健康に貢献していない証明です。

人口比率医師数ランキング三位の徳島県などは悲惨な状況にあります。糖尿病罹患率（死亡率）は日本一であり、平均寿命男性二八位、女性三三位ですから笑いたくなります。

徳島県の病院や医師たちが、医療費の浪費には貢献していても、県民の健康促進に貢献していない事は明らかです。

## 【体力と血液力と免疫力】

若者は有り余るほどの体力がある、激しいスポーツや夜更かしなどで、遊びすぎて疲れたと思っても、一晩熟睡すればまた元気を取り戻すことが出来ます。しかし中高年ともなれば、一晩の睡眠で疲れを解消することが出来ずに、数日も疲れを持ち越してしまいます。若者は筋肉が若く柔軟であるために回復力に優れている、また中高年に比べると若者は筋肉量が多いために、過酷な負荷にも耐えることが出来るのです。

勉学もスポーツも仕事も筋肉量が多く筋力が強いことは、【体力がある】ということですから、あらゆる場面において有利であることに間違いはありません。

体力があれば元気であると評価をするのが一般的ですが、筋力が強くて体力があっても、健康で過ごせるとは限らないのが人体の不思議なところです。元気が売り物のプロスポーツ選手が、若くして死亡する例も多くあり、頑強な体力を持っていても、それは筋肉力が強いだけであり健康と必ずしもイコールでないことが解ります。

特に細菌感染が原因とされている病気の中でも、一般的によく知られている風邪、インフルエンザ、結核、などは体力に関係なく若者がたくさん罹患しています。

世界中に流行している新型インフルエンザを例にとれば、体力があるはずの高校生や大学生の若者達から真っ先に流行しているのは何故なのでしょうか。結核やインフルエンザに関して言えば、体力が、それらの感染の予防になっていないことは明らかであると思うのです。

若者に比べて感染者の少ないのは、体力の少ないはずの高齢者や幼児であるのは何故なのでしょうか。インフルエンザ予防対策として政府や自治体、医療関係者は、マスコミを通じて手洗い、うがい、マスク着用などをPRしていますが、こんなことで本当にインフルエンザを予防できるのでしょうか。私たちは生きている限り呼吸をしなければならない、日常生活を過ごすためには、買い物に行く、学校に行く、仕事に行く、外出すれば必ず不特定多数の人と接触があります。

感染者が呼吸をすればウイルスが飛散する、そのウイルスを不特定多数の人が吸っているのです。

神経質に手洗い、うがいを励行しても、呼吸は、人ごみの中でも止めるわけにはいかないので、見えないウイルスを避けて空気を吸うことなど絶対に出来ないのです。

またマスクをしても一般的な防塵マスクであ

れば、呼吸をして空気が流通すれば細菌やウイルスも流通するので侵入を防ぐことは不可能であります。

たとえ細菌防御機能のあるマスクを着用していても、飲食中はマスクを外すのですから、外食を楽しむことさえ出来なくなります。

手洗い、うがい、マスクの奨励は、新型インフルエンザ予防のために努力していますという、政府や医療機関のパフォーマンスに過ぎず、本当は予防効果は少なくて、大して役に立たないことを医療に携わる人たちは知っているはずです。

話を最初に戻しますが、なぜ体力が余っている若者の感染者が多くて、体力の弱い高齢者に感染が少ないのか、分析をすれば答えは簡単に見つかるはずです。科学を絶対と崇拝して、民間療法を迷信扱いする西洋医学の医療者なら、感染した人、感染しない人のデータを科学的に分析して広く公開しなければならないと思うのです。

病院は感染者だけを検査していますが、感染者と行動をともにしたけれど感染しなかった人を検査研究すれば、なぜ感染しなかったのか、感染しない人はどんな生活をしていたか、どんな食事をしていたか、睡眠時間はどうか、血液検査などの科学的根拠も含めて、感染者と非感染者の違いを分析して、感染しない方法を非感染者から学べば良いのです。

私の憶測で分析するなら、高校生達がたくさん感染する理由は、先ず食事の乱れと夜更かしに原因があると思われます。

高校大学生ともなればある程度、親の管理から離れて自由に使えるお金も持っているために、外食やコンビニで手軽な食事をする機会が増えてきます。固有名詞を列記するのは問題があるので避けますが、安いだけが売り物のファストフード、世界中で販売されている気持ちの悪い黒色の清涼飲料水、スナック菓子、カップ麺、その他防腐剤、着色剤、食品添加物だらけの食品など、若者が好んで食べる食品の多くは、ジャンクフードとも呼ばれ不健康食品の代表なのです。

これらの食品を日常的に食べている若者達の血液は汚染されているため、若くて体力（筋力）があっても血液力が低下している為に、ひとたび細菌が侵入すれば、容易に繁殖を許してしまうのです。また遊びや勉強、仕事にかかわらず深夜まで起きていることは、夜暗くなれば寝るという自然の営みに反する生活であり、免疫力を低下させる大きな原因になると考えられます。

このように分析すれば、若者が新型インフルエンザにかかる確率が高いのは当たり前といえるのです。学生はスポーツで身体を接触する機会が多いために、感染する機会が多いなどという見解は、科学者を自認する彼らが、科学的根拠の無い非科学的な説明をしているのですから笑い話です。

本当は血液力が低下しているために、侵入した細菌が体内で繁殖するから発病するのです。

混雑した人ごみの中には、結核菌もインフルエンザのウイルスも空気中に浮遊しているはずであり、その中に交われば必ずウイルスを吸っています。

人ごみの中で、ウイルスを吸わなくてもすむ絶対確実な方法は、呼吸を止めること以外に侵入を避ける方法はないのです。呼吸を止めれば死んでしまうので、誰も呼吸を止めることなど出来ないのですから、細菌やウイルスを吸っても安全な方法を考えねばならないのです。

それは血液を汚染させるような酸性食品やジャンクフードを避けることも大切です。

また動物性食品は血液を酸性化させてあらゆる病気の原因になることを知らねばなりません。菜食、少食、早寝早起き、鼻呼吸など自然に則った生活をしていれば血液は浄化されます。

浄化された血液を保っていれば、たとえ細菌やウイルスが侵入しても、体内で繁殖することなく死滅してしまうので、新型インフルエンザといえども恐れることなどないと思います。

血液力、免疫力を高めることこそ、最善の病気の予防と改善法であり、健康生活の基本であるとも言えるのです。

## 【治り上手と治り下手】

生きている限り、生身の身体を持つ私たちは怪我、病気、痛みなど大なり小なり経験があります。同じ風邪を引いても一晩で治る人もいれば、一ヵ月以上も治らず苦しんでいる人もいます。

痛みを発する症状でも、わずか数分の氣康ヒーリングで治ってしまう人、治しても、治しても繰り返し再発する人もいます。

世の中には治り上手な人と、治り下手な人が居られることがよく判ります。治り上手な人の特徴は、例えば一〇ある痛み数値が五に軽減すると良くなった五をとても喜ばれます。反対に治り下手な人は良くなった五よりもまだ残っている五の痛みを不足に思い感謝することが出来ないのです。

ヒーリングを終えて、容態を訊けば最初に感謝の言葉が出る人と、不足の言葉が出る人により、治り方のスピードが違うのです。

ある日、食品スーパーで勤務している五〇歳代の女性が、偏頭痛がひどくて嘔吐、肩こりなどもあり、月に二〇日も偏頭痛が出るので、仕事がとても辛いと言って教室に来られました。

氣康教室の稽古が終わった後、一〇分ほど頚椎と頭蓋骨の調整をしてあげると、すっかり偏頭痛が消えてしまいました。

それから二年ほど経過したある日、今度は視野が狭くなり、周囲が見えないと言って、やって来ました。

人間の視野は普通の人なら左右一八〇度は見えているはずですが、彼女は数日前から視野が段々狭くなり、前方の四〇度ぐらいの角度しか見えなくなっていました。

本人は眼が悪くなったと心配しているのですが、このようなケースは眼が悪いのではなく、精神的ストレスが原因している場合が殆どなのです。

職場での人間関係などから、見たくない、見たくないと思っていることがあったらしいのです。

まさしくストレスが原因なので『見たくない心を解放しなければ治らないですよ』と諭しながらヒーリングをすると一〇分ほどで元の視野まで回復しました。

同僚の仕事のやり方に不満があり、不足の思いが募り、同僚の汚い仕事ぶりを見たくない、見たくないと毎日ストレスを溜めこんでいるうちに本当に見えなくなってしまったのです。

心の持ち方で身体が変わる、彼女が私の言葉を素直に聞き入れてくれたことで、短時間のヒーリングで劇的に回復することが出来たのではないかと思われるケースでした。

我が強い人、人の話を素直に聞くことができない性格も治り下手な要因のようです。

治り上手の人は聞き上手でもあり、心や身体が緩んでいるのです。

## ◆第十一章・選択肢を誤るな

### 【術後の後遺症】

氣康教室をスタートしたとき、私の思いとしてはあくまでも氣康法を指導する教室のみを行うつもりでしたが、道場開設二年目になった頃よりどうしてもヒーリングを行う必要が発生してきました。

近視、腰痛、五十肩などの症状なら短時間で稽古時間内に処理出来ていたのですが、癌、リウマチ、喘息、肝炎、糖尿病などの患者さんから、なかには今まで聞いたこともない病名の難病患者さんまで訪れるようになり、時間や回数を増やすために稽古時間外のヒーリングを行うことになったのです。

身体のトラブルを抱えた人が氣康教室に来るまでには、複数の病院やあらゆる治療院または健康食品などあの手この手を経て、どうにもならなくなって来訪されるケースが多いのです。

複数の病院めぐりをした患者さんでも、手術を受けていない人の方が断然、氣の治療には適しています。私たちが一番苦労するのが、頚椎、腰椎などの手術後の後遺症治療です。

後遺症が出るということは、その手術は失敗だと思うのですが、病院では失敗とは認めません。治療目的のAの症状を緩和できればBの新しい症状が出ても目的のAが良くなればその手術は成功したと考えているようです。

腕に激痛が走って眠れないと言って、来られた男性の例ですが、数年前に腕の痺れを訴えて病院に行くと手術を薦められて、頚椎を人工骨に入れ替える手術を受けたところ、術後に痺れは消えたのですが、今度は両腕に激痛が出て夜も眠れず、激しいときは腕を切り落としてしまいたい程の激痛に悩まされているとのことです。

これなら最初の痺れたままの方がずっとましだと言っても、もう元には戻せないのです。

病院治療を諦めた彼は、片道三時間の電車を乗り継ぎ、大阪の道場まで毎週一回氣康の稽古とヒーリングを受けに通って来られます。

頚椎や腰椎が変異して起こる症状は、手術さえしていなければ、短期間のヒーリングで完治する確率が高いのですが、人工骨を入れてあるということは人体にとっては異物が入っている状態なので、氣ヒーリングで一時的に痛みを軽減することは出来ても完治はかなり難しいのです。

病院では検査結果を診て、過去の治験例などを参考に治療法が決まるようですが、病名が同じでも痛みの部位が同じでも、その原因も患者さんの個人的条件もすべて異なるのです。

私どもを訪れて来られる人の話を聞けば、お医者さんから『○○だから治りません』と言われた人が、本当に多いのには驚かされます。

お医者さんはなぜ簡単に『治りません』宣言をするのでしょうか。『もう年だから仕方ありません。死ぬまで仲良くしてください』『軟骨が磨り減っているので治りません』『手術をしないと治りません』『原因不明で治療法がありません』『検査でどこも異常はありません。気のせいでしょう』など治らない説明をされてしまいます。

本当は治らないのではなくて、治せない言い訳をしているとしか思えないのです。

ある女性が右手薬指の可動が悪くなり、痛みも伴うので病院で診察を受けると、まだ五〇歳代なのに『年だから仕方がないですね』と言われたそうです。両手一〇本の指が一本だけ老齢になるのでしょうか？　指はすべて同い年であり、治せないから加齢を言い訳にしているとしか思えないのです。

もちろん疾病の種類によっては、病院でなければ出来ない処置もたくさんありますが、鍼灸や氣などの治療の方が、適切に対応できる場合もたくさんあるのです。医療に携わる人たちは、自分が治せない症状だからといって治らない宣告をするのは本当に無責任です。

　自分の知識や能力では限界を感じても、生きている以上、治る可能性は残されているはずです。

## 【末期肝炎の女性】

ある日、C型肝炎の治療を長年受けていたという、七〇歳代の女性が来られたのですが、長年の薬害で全身に吹き出物が出て顔以外は重症のアトピー患者さんのような状態でした。

　彼女の肝炎は普通の薬物投与の治療でまったく改善が見られず、医師の勧めにより高価なインターフェロン治療を始めたのですが、免疫力低下で副作用に耐えきれなくなり。すべての薬物治療を止めてしまったそうです。彼女の訴えは、肌のトラブルも治したいがもっとも辛いのは足の先が痺れて感覚がなくなり、絶えずつまずくので歩くことが怖いと言うのです。

　病院でそのことを話しても『判らない』とのことで治療をしてもらえないので、複数の治療院に通っても良くならず、知人の紹介で氣康を受けに来られました。

　椅子に坐った姿勢で頭頂部と腰部から両手でつま先に向かって通氣すると、わずか五分程で痺れが消えてしまいました。

　その後継続してヒーリングを行うことで、身体中に出ていた吹き出物も次第に乾燥してその範囲は日ごとに小さくなっていきました。

　週二回程度のヒーリングで、C型ウイルスは存在するものの血液検査による肝機能の数値も良くなり、体力も回復して吹き出物もほぼ完治して、友人と温泉旅行に行く事ができたと喜ばれるまでになったのです。

また毎週一回ヒーリングを受けに来られていた六十歳代の男性は、片方の腎臓を摘出して残った腎臓機能も低下して、医師の診断では次第に悪くなり数年のうちに人工透析する以外に方法はnいとのことでした。腎機能検査のクレアチニンの数値が医師の予想に反して、次第に良くなっていくので、検査の度に医師が不思議がっているとのことです。これらも大病院にかかりながら『貴方は次第に悪くなります。治らないです』治らないことが当たり前で、病状の進行を確認するために通院しているだけですから、治らないのは当然かも知れません。

## 【癌を考える】

健康問題で避けて通ることができないのが、今では三人に一人がかかるといわれている癌であります。年間三十数万人もの人が死んでいる、今ではごくありふれた病気とも言うことができる癌を、現代医学はなぜ治すことが出来ないのでしょうか？

癌を治せない理由は、癌発症の理論が根本的に間違っているのではないかと思えるのです。

健康な細胞が癌に侵されて癌細胞となって成長する、リンパなどを伝わって転移すると思われているようですが、はたして本当なのでしょうか。

私たちの身体は、骨、筋肉、血液、髪の毛、爪などで構成されていますが、これらの細胞は血液が必要な細胞に分化して、それぞれの役目を果たすように創られています。

爪も髪の毛などは、誰も食べた覚えなどありませんが必要に応じて生えてくれるのです。

骨も内臓を含めた筋肉も、すべての基は血液から生まれます。またその血液は毎日の飲食から造られているのです。生活習慣を誤れば、細胞を造る血液が汚れる、汚れた血液は壊れた細胞を生み出し、癌と呼ばれるカビを発生させるのです。

お餅もパンも新鮮なうちはカビなど発生しませんが、鮮度が落ちて品質が劣化すれば、たちまちカビが生えてきます。品質の劣化した品物は、いくらカビを削り落としてもすぐ次のカビが発生するように、免疫力の低下した身体は、癌を切除しても抗癌剤や放射線で叩いても、新たな癌が発生したり成長したりするのです。

医学的に癌は、リンパを通して転移すると説明されていますが、私の考えでは汚れた血液が新たな場所に新たな癌を発生させているのであり、リンパ転移説は甚だ疑問の残るところです。

癌細胞の成長を食い止めることができる唯一の方法は、血液を浄化して免疫力を強化させ、自己治癒力を高める以外の方法など考えられないのです。

癌の成長と樹木の生長は、とてもよく似ているのではないかと思うのです。樹木の年輪は中心になるほど年齢が若くなります。毎年新たな年輪が中心から生れるために幹が太くなり、年輪の数が増えて樹木が生長するのです。

癌細胞も樹木と同じで中心が新しく生れた細胞ですから、次の癌細胞が生まれる毎に癌が成長しているだけなのです。免疫力を強化すれば、新たな癌は発生しません。新たな癌が発生しなければ、今ある癌の成長は止まり、やがて癌細胞は血液に還流されて消滅するはずです。

私が長年氣康ヒーリングをしていて解ったことですが、病気が治る順序は、必ず新しい病気から先に治ることです。癌が消える過程も、周囲から小さくなるのではなく中心から消えてゆくのです。

なぜなら中心になるほど新しい癌だからです。

『抗癌剤で殺される』の著者で医療ジャーナリスト船瀬俊介氏の著書によると、毎年三〇数万人の癌患者が死亡していますが、その八〇％は癌で死んでいるのではなく、抗癌剤で殺されていると論じています。ある抗癌剤の医薬品添付書を読めば、抗癌剤の恐ろしさを、よく理解することができます。

まず抗癌剤の医薬品添付書には、最初に【毒薬】であると明記されています。

次に注目したいのは、医師や薬剤師などの処方者に向けた赤文字の【警告】文です。

① 本剤による治療は、緊急時に充分対応できる医療施設において、癌化学療法に充分な知識・経験を持つ医師のもとで、本療法が適切とされる症例についてのみ実施すること。また、治療開始に先立ち、患者又はその家族に有効性および危険性を充分説明し、同意を得てから投与すること。

② 本剤と放射線照射を併用する場合に、重篤な副作用や放射線照射による合併症が発現する可能性があるため、放射線照射と癌化学療法の併用治療に充分な知識・経験を持つ医師のもとで実施すること。

③ 本剤の投与後にニューモシスチス肺炎が発生することがあるため、適切な措置の実施を考慮すること（『重要な基本的注意』『重大な副作用』及び『臨床成績』の項参照）

この警告文から想像する限りでは、危険極まりない毒薬であるということが判ります。

またこの警告文にある、問題点を問うなら、充分な経験知識を有する医師かどうかは、患者側から判断できない点に問題があります。

患者とその家族に副作用の説明が正直にされていないという事実です。病院側の立場で言えば、正直に副作用を告げれば、誰も怖がって抗癌剤を飲まなくなるからだと明言する看護師さんや薬剤師さんもいるのです。

もちろん空恐ろしくなる副作用を羅列した医薬品添付書を患者に見せる病院など、どこにもありません。さらに驚かされるのは、このような危険な【毒薬】を処方する医師たちの多くは、添付書に目を通すこともないと言うのです。

この薬を服用するように勧められた脳腫瘍の患者さんの話では、添付書に書かれているような重大な副作用の説明は、まったくされることなく医師や看護師は、この薬は世界で一番新しい抗癌剤だから、必ず飲むようにと半ば強制するような口調で説明を受けたそうです。

全一六ページに及ぶ警告と使用上の注意、そして八〇項目以上にも及ぶ副作用の多さには唖然とするばかりです。驚くのはこればかりではありません。本剤を投与した奏効は、著効六%・有効二四%と書かれてあり、どこにも完治した事例があるとは書かれていないのです。

本来なら、ここに書かれている著効と有効の判定基準も知りたいところです。

要するにこの添付書を解読すれば、この抗癌剤を飲めば、癌腫瘍が小さくなることもありますが、身体は必ずぼろぼろになります。

しかし完治した人は誰もおりませんということなのです。抗癌治療を受けている人、今から受けようとしている人達は、本当に覚悟して医師の薦める化学療法を受けねばなりません。

私が訴えたいのは、はたして薬とは何だろうかということです。薬とは体に良いから薬であって、身体に害を与えるようなものは、薬とは言えないはずです。薬が身体に良いのであれば、毎日薬ばかり飲んでいれば健康になれるのでしょうか。

私たちが健康になれるのは、薬ではなく毎日の食事です。野菜、穀物、海草、小魚、これらの命を頂くことこそ本当の薬なのです。

東洋では古くから草根木皮を薬として発達した漢方薬がありますが、漢方の考え方には下薬、中薬、上薬があり、上薬とは他ならぬ日々の食事を指しているのです。中薬とは、按摩、マッサージ、鍼灸、気功などの自然療法、下薬とは漢方薬を指しています。科学的な現代の医薬品は下薬にも該当しない【毒薬】なのです。

薬を他に求めるのではなく、毎日の飲食が最良の薬であると知り、正しい食生活を実践することこそ健康への道なのです。

## 【壊れてしまう前に】

ある日、三〇歳の男性がヒーリングを受けに来られました。筋肉質の見るからにスポーツマンという体つきの男性であり、病人らしさは感じられない若者なのです。

しかし彼の話を聞くと、頭の中心部にピンポン球大の癌腫瘍があるというのです。

腫瘍のある部位が頭部の中心部にあるために、手術は不可能との判断から、放射線治療を受けていたのですが、回を重なるうちに唾液が出なくなる、喋ることが難しくなる、頭痛が酷くなるなど、放射線の副作用に耐えられなくなり、知人の紹介で氣康の事を知ったそうです。

週に二、三回の頻度でヒーリングを続けていたのですが、二か月を過ぎた頃に彼の姿がみえなくなったのです。体調が悪くなって入院でもしているのかと心配をしていたのですが、突然彼から電話がありました。

『先生、ご無沙汰しています。癌が消えて元気に働いていますので心配しないでください』と言うのです。

私も思わず聞き返しました。『何で癌が消えたのですか?』彼の答えは『放射線を止めてから氣康ヒーリングを受けただけですから、先生の氣康で消えたと思っています』

何はともあれ嬉しい話だったのです。彼は放射線を受けていながらも、体力が低下していなかったおかげで、自己治癒力がしっかり働いて、二か月ほどのヒーリングで、ピンポン球程もある癌腫瘍が消えてしまったのです。

ヒーリングをしていると、こんな嬉しい話ばかりではありません。

肺癌で来られた六〇歳代の女性や大腸癌で来られた四〇歳代の女性は、いずれも抗癌剤と放射線の治療を体力の限界まで受けても、病状は悪化するばかりで病院では余命宣告をされて、やっと病院の治療では治らないことに気が付いてヒーリングを受けに来られたのですが、抗癌剤でボロボロになった身体には癌を消すだけの治癒力は残っていませんでした。それでも彼女たちが少しでも楽になってくれればと思い、ヒーリングをさせて頂いたのですが、激痛に泣き苦しみながら逝ってしまいました。このような事例がある度に残念でならないのは、なぜ最優先でリスクの高い科学療法を受けるのかと不思議に思うのです。

今まで普通の生活をしていた人が検診で癌宣告をされると、慌てふためいて抗癌治療を受けます。しかし癌腫瘍が一〇ミリに成長するまでには一〇年はかかっていると言われています。

ということは癌が生まれて一〇年、あるいは、それ以上も放置していたのですから、慌ててリスクのある治療を受ける前に、なぜ食事療法や氣康などのリスクの無い治療法を、せめて三か月でも半年でも試みてみようとしないのでしょうか。

それで何の変化も効果も無ければ、それからリスクの高い科学療法を選択しても遅くはないと思うのです。癌は緊急性のある病気や怪我ではありませんから、焦らなくともよいのです。

癌は体力のある間に治さなければ治すことが難しくなります。抗癌治療でボロボロにしておいて、手の施しようがなくなれば『最善の治療を施しましたが残念です』と言って切り捨てられてしまうのです。選択を誤れば治る病気も治らなくなることを痛感させられるのです。

　機械類でも大破すれば修理不可能になるように、人間の身体も修復可能なうちに適切な処置が必要なのです。完全に壊れてからでは間に合わないのです。

## 【自力でリウマチを完治】

　私の知人ですが、出産して間もなくリウマチになり病院で治りません宣告をされました。『リウマチは一度発症すれば治りませんが、これ以上悪くならないために、薬の服用と検査を受けてください』と言われ、医師の指示通り通院をしていたのですが、病状は次第に悪化して歩行も困難なほどになってしまったのです。

　病院の指示を受けて、薬の服用もリハビリも続けていながら、日毎に病状が重くなることに疑問を抱いた彼女は、自らの意思で病院では検査だけをお願いして、治療は免疫力を低下させない自然療法（食事療法、運動、サプリメント、呼吸法、気功、イメージトレーニング、鍼灸、整体など）に切り替えました。その結果は半年でほぼ完治するまでになったのです。

　病院で薬をもらって飲むだけの治療は、患者はとても楽な治療法なのです。薬を飲んで寝ているだけなら、患者自身が何の努力も要求されないので、副作用のことも考えずいつまでも薬を飲み続けているうちに、二次三次の病気を生み出して、増々病気を重く難治化していくのです。

　一方彼女が選んだ自然療法は、施術をしてもらう鍼灸や整体以外は、自分の努力が全てであります。幼児を抱えた彼女は『絶対治してやる』という強固な信念が、呼吸法やイメージトレーニングを毎日実践できたとも話してくれました。

また彼女は病院で『治りません』と言われて一時落ち込んだけれど、逆に病院で治らないと言われて自然療法一本にする腹が決まったとも言っていました。こうしてみると医師から匙を投げられたことも、まんざら悪い事ばかりでもなさそうです。治らない宣告されても、あきらめる必要はありません。生きている限り治る可能性はあるからです。

## 【余命宣告とは】

癌も末期になれば、患者さんは医師から残酷にも余命宣告をされます。『あと半年の命です、家族の方は覚悟をしておいてください』。

大切な家族が、いついつまでに、死にますと言われるのですからたまったものではありません。

余命宣告とは『私の治療をこのまま受けていればあと〇〇日で死にます』と、死ぬ事を前提とした治療をしていることの表明だとも思えるのです。あと〇〇日で死にますと告げられても、医学を信頼している患者や、その家族は医師の為すままの治療を受け続けて、その予告通りに死を迎えるのが大方の事例であります。

癌があることを知るまでは元気に生活していた人が、人間ドッグなどで癌が見つかれば、その日から癌患者に仕立てられてしまいます。

癌が大きくなっているという理由だけで末期だとか、ステージⅣ、ステージⅤなどの判定をして余命宣告するなどは、命に対する冒涜ではないでしょうか。

医師が人間の余命を予見する能力があるので

しょうか。本当に余命を予見する能力があるならば、健康な間に余命を予見して欲しいものです。

健康人の余命宣告など、どんな偉い医師でも出来ないはずです。ならば患者の何を基準に余命宣告をしているのかと推測するなら、この仕事は〇〇日で完成しますという、仕事に対する進行状況を予測していることと同じであると思うのです。

余命の予測ではなく、自分の仕事に対する終結時期を予測していると思えて仕方がありません。

大工さんが家を建てるときに、何日間で完成して引き渡せますという、工期完了予測と同じようなものです。もしあなたが余命宣告を受けたなら、そのレールに乗るか乗らないかの選択は、あなたの自由です。癌患者は医師をはじめ家族、友人にいたるまで周囲から治療を受けることが当然のように言われます。

抗癌剤の服用、放射線の照射、手術など癌の三大化学療法といわれる厳しい治療法が用意されていて、強制的にそのいずれかを選択させられていますが、治療を受けないという、選択肢は病院には用意されていないのです。

余命宣告をされながら、治りませんと言われる治療を受けなければならない患者さんの精神状態は、想像できないほど苦しいものと思われます。

いずれにしても病気になれば、何らかの治療を受けるのは常識とされていますが、その治療法は、何が適切な治療法なのか健康なうちに学ぶことも必要なのです。私たちは、どうせ死ぬことが分かつている病気なら、過酷な苦しい治療を受けない選択も出来る事を覚えておきたいものです。

## 【急逝した末期癌の男性】

親しかった取引先の営業マンに会った時、以前より少し痩せた気がしたので『ちょっと痩せたんか？』と訊くと、彼は『夏痩せだから大丈夫』と言いながら笑っていました。それから二か月後に近所の病院に入院したと聞かされました。

理由を聞けば仲間とゴルフに行ったとき、友人が彼の顔を見て、痩せて顔色も悪いので心配になり、『一度病院に行って検査をした方が良い』と忠告されたのだそうです。

本人は仕事もゴルフも元気に出来るほどですから、病気など予想もしておらず、単に夏痩せだと思っているので、病院に行きたくなかったようですが、妻にも検査だけでもしてくれればと勧められて、近くの大学病院で検査を受けたそうです。

検査結果は末期癌、予想もしない診断で医師の勧めるままに入院して抗癌剤投与が始まりました。妻は医師に『先生、できる限りの治療をお願いします。主人を助けてください』と全面的に担当医に治療法を委ねたのです。

病院側としては、何のためらいもなく思う存分に抗癌治療を施すことが出来る、扱い易い患者さんです。入院から十日ほどして見舞いに訪れた時は、二か月前に会った時と変わらず元気に笑っており、病人らしさは感じられない様子に安心して、病院を後にしました。

当時は私も仕事がとても忙しく、度々見舞いに行く時間も取れず、二度目の見舞いに行ったのは、入院から二か月ほど経過した頃でありました。

この頃には抗癌剤の副作用か、病状の悪化なのか、腹水が溜まった大きなお腹を突き出して、とても苦しそうにしていました。入院して治療を受けているにもかかわらず、この二か月で状態は非常に厳しくなっているのです。癌治療の無力と言うより、癌治療が病状を悪化させているのではないかとも思える衰弱の早さです。

さらに三度目の見舞いの時には、顔を見るのが辛くなるほど衰弱していました。溜まっていた腹水が胸まで上がって鎖骨の下まで水が溜まり呼吸が苦しく、身体は骨と皮だけになり、異様な眼付きになっていたのです。これが最後の別れになり、再び生きて彼に会えないであろうと容易に予測できる状況でした。それから数日後に私の予測通り彼の訃報を伝え聞きました。入院から彼が死亡するまで、わずか四か月で五〇歳の若い命を落としてしまったのです。

人間は水さえあれば、何も食べなくとも三か月は生きられると言われています。

四か月前までは、普通に仕事をして、好きなゴルフを楽しんでいた彼が、急激に衰弱して命を落とすなど普通ではありえないのですが、これが癌治療の怖さです。彼がどんな治療を受けたのかは知りませんが、これでは抗癌治療そのものに疑問を抱いても、不思議ではないと思うのです。

彼が末期癌であったことは、検査で間違いない事実だと思うのですが、自然療法を選択していれば、悲惨なほどの闘病の苦しみを味わうこともなく、あと二、三年、あるいは十年ぐらいは穏やかに暮らせたのではないかと思いました。

これぞまさしく治療によって命を縮めた典型的な症例であります。この時、過度な治療を行わなければ苦しみも少なく、もう少しは長く生きられたであろうと思われます。それでも死を迎えた時に、家族はあの時充分な治療をしなかったばかりに命を落としてしまったと、後悔するかも知れませんので、親しくとも命に関わる病気ともなれ、外部から容易に口を挟むことが出来ないものです。

次に紹介するのは、このケースとは全く正反対の選択をした男性の生き方です。

## 【肝臓癌で余命宣告された男性】

関西の中堅スーパーに勤務していた男性Aさん（当時五十五歳）は会社の健康診断で肝臓癌の

末期であると知らされました。肝臓の癌腫瘍は八個もあり、余命半年と言われたそうです。

当然病院では抗癌剤の投与を薦められたのですが、彼はあらゆる抗癌治療を拒否して、潔く会社から身を引き食事療法に専念したのです。

食事療法を行う傍ら気功の勉強も始めました。彼と知り合ったのは毎月一回大阪で開かれていた気功教室でした。その当時は百人近くも参加していた大きな教室なので、彼の顔は知っていても親しく話をする機会もなく数か月が過ぎました。

あるとき、この気功教室主催の沖縄旅行があって参加したところ、彼も参加しており三泊四日の旅で同部屋になったのでした。

夜二人きりになると、癌発見から気功教室に入会したいきさつなどを詳しく話してくれました。

その時すでに、気功教室に入会して約一年が経過していました。

『半年の余命宣告から一年を過ぎてもこの通り元気に過ごしています』と笑っているのです。

その旅行に参加した目的は、『気功教室に入会して一年経過しても、氣を感じることが出来ないのです。この旅行を最後に気功を辞めようと思い、先生や会員さんたちとお別れの会と思って参加しました』と言われるのです。

つまり『癌を治したいので、本当は気功を辞めたいのではなく、一年経っても気を感じることが出来ないので、自分に気功は無理だと思うので辞めることにしたのです』というのです。

私は彼に『氣は誰でも持っている能力ですから、誰でも氣を出すことも感じることも必ず出来ます』と氣の話をして、夕食後に彼の頭頂と足裏から氣を送りました。

さすがに末期癌の宣告を受けた身体はストレスで固まり氣の流れが悪いため、その夜は何の反応も起こりませんでした。

翌朝バス集合まで三十分ほど時間に余裕があ

ったので、再度、彼の足裏から氣を入れることにしました。昨夜は何の反応もなかった彼の手足が氣を入れ始めて数分後に、ピクピクと動き出したのです。その動きは次第に大きくなり全身ベッドの上で波打つように暴れています。今まさに全身に氣が開通した瞬間です。

感動した彼が言いました。『気功教室を辞めるのを止める』

このことが縁で、彼とはとても親しい間柄となり、私も彼の癌と付き合うことになったのです。

沖縄旅行の後、毎月一回の気功教室では、進んで彼にヒーリングをさせていただき、彼の住んでいる街のデパートに毎月のように仕事に行っていたので、私の休憩時間に合わせて出向いて来てもらい、デパート近くの喫茶店などでヒーリングを続けました。末期癌と言われながら彼はとても元気であり、遊んでばかり居られないと、癌保険の代理店を始めました。癌経験者が薦める癌保険は、説得力があるので成績がとても良いと喜んでいる姿は、余命宣告を受けた癌患者とはとても思えない程、充実した日々を過ごしておられました。

元勤務先のスーパーから従業員の癌保険を任されたので、収入面でも不安はなくなりました。

半年に一回検査を受けながら、癌そのものは良くもならず悪くもならずですが、健康人と変らない普通の生活を七年間も持続できたのです。

半年の余命宣告から八年目になり、少し状況が悪くなり、腹水が溜まって臨月の妊婦のようなお腹になりました。

肝臓癌や肝炎で腹水が溜まれば、医学では末期と判定するそうです。

この時ばかりは彼も奥さんも、覚悟を決めていたようですが、私の友人の手助けもあり三か月ほどで腹水を自然消滅さすことが出来て、彼は見事に復活することが出来ました。

腹水が消えて一年ほど経過した日の事ですが、

私がいつものように近くのデパートに仕事に来ている事を伝えるために電話を掛けると、奥さんが電話口で突然泣き出して、彼が三日前に亡くなったと言うのです。奥さんの話によれば、彼が寝ていて『しんどい』というので心配になりお医者さんの往診を頼んだそうです。

診察した医師は何かの薬を注射をして帰りましたが、その直後から彼は歩く事も立つ事も出来なくなり、翌日も医師が来て、二度目の注射をすると、まもなく息を引き取ったと言うのです。

前日医師が往診に来て注射をするまでは『しんどい』と言って寝ていただけの彼が、こんなにあっけなく逝くとは思いもよらなかったと悔やんでおられました。末期癌であった彼が八〇歳も九〇歳までもの長寿を望む事は無理だとしても、たった二本の注射であっけなく死んでしまうなど考えられません。

これは明らかな医療ミスだと思うのですが、争う気力もないので、せめて主人が最後まで癌の痛みで苦しむ事もなく、半年の余命宣告を受けた身体で、八年間も普通の暮らしが出来て、最後は安らかに永眠できた事に感謝するようにしましたと、奥様が語ってくれました。

余命半年を宣告された末期癌でありながら、抗癌剤や放射線の副作用など、癌の特有の痛みに苦しみ事もなく、食事療法と気功で、八年間も普通の生活を送る事が出来たのは、彼が自然療法を選択した事が幸いしたと思えるのです。

## ◆第二三章・ヒーリングの実例

### 【氣康に診療科目はありません】

機会あるごとに私がお伝えしているのは、氣は特別な人だけのものではないと言うことです。氣は誰でも出来るシンプルなものです。人間が動物として潜在している能力を訓練して治療に活かしているだけでなのです。

頭やお腹が痛くなれば誰でも痛い箇所に手を当てます。頭が痛いのに腹に手を当てる人などないはずです。この本能でもある手当ての効用を強化して活用しているだけですから、練習さえすれば誰でも出来るのです。

また氣康ヒーリングの特徴は、薬も器具も必要がなく、絶対副作用の起こらない安心安全な療法だという点です。もちろん氣康にも得意な分野と不得意な分野があります。氣康で虫歯の痛みを一時的に軽減する事は出来ても、虫歯そのものを治すことは不可能ですから，歯科医で治療を受けねばなりません。外傷や病原菌性の病気、または手術を要する緊急性の傷病は現代医学のお世話になるのが一番です。

私の行なっている氣康ヒーリングは、主に内科系、筋肉系、骨格系、神経系、精神系、などを得意としております。特に病院検査で異常が見つからない、原因不明、治療法がないなどの理由で改善が思わしくない方は、氣康ヒーリングを受けてみる価値があります。

以下は氣康ヒーリングで症状の軽減あるいは完治した症例の一部です。

関節痛・筋肉痛・関節可動不良・肉離れ・肩こり・五十肩・腰痛・椎間板ヘルニア・骨折・坐骨神経痛・視界不良・偏頭痛・耳鳴り・突発性難

聴・顎関節症・近視・眼瞼痙攣・震え・痺れ・めまい・喘息・チック症・胆石・バネ指・動悸・不整脈・大腸癌・膵臓癌・肝臓癌・乳癌・肝硬変・C型肝炎・うつ病・リウマチ・花粉症・アトピー性皮膚炎・火傷、脊椎小脳変性症など、その他病名不明の疾患など多数あります。

氣康ヒーリングは、疾患の患部だけを治療する西洋医学の対処療法とは異なり、氣を注入して身体のエネルギーを向上させて自己治癒力を高める事で傷病の改善を促す、氣の施術であり医療行為ではありません。すべてに効果があるわけではありませんが、病院が不得意とする分野の疾患は氣康ヒーリングで良くなる例が多いのも事実です。

病院では病状別に、診療科目が分けられていますが、氣康ヒーリングには診療科目が存在しないので、病名や疾患の部位や種類にも関係なく、様々な疾患に効果が、あることを知っていただきたいと思います。

## 【胆管癌が再々発した男性】

男性　会社役員　五五歳　兵庫県在住

胆管癌の手術後一年を経過して、腹部リンパ節と肝臓に癌の再発が見つかりました。腹部リンパ節癌は一五ミリ、肝臓癌は三〇ミリの大きさであると診断されました。診断を受けた大阪の総合病院で、余命半年を宣告された彼の腹部には大きな手術跡が残っていて痛ましいほどでした。

関東の病院で動脈から抗癌剤を注入する治療法を受けるために、一週間の入院を終えた後に、知人の紹介で氣ヒーリングを受けに来られました。

次の関東の病院治療は一週間後に決まっているとの事です。彼は仕事が忙しいらしく、次の病院に行くまで三回ヒーリングを受けることが出来るというのです。この日から彼の癌と、私とのお付き合いが始まりました。病院の検査ではリンパ節癌の方が小さいのですが、エネルギーはこちらの方が強烈であり、ヒーリング中の掌にビンビンと響いてきます。

肝臓癌は三〇ミリもあり大きいのですが、エネルギーは弱いことがわかるのです。私の感蝕では肝臓癌は消えるであろうと推測できました。

三度のヒーリングを受けた後に関東の病院に行き、二度目の検査と治療を受けて、一週間後に帰ってきた彼の報告では、驚くことに肝臓癌が消えていたそうです。そしてリンパ節癌が一〇ミリに小さくなっているとの検査結果でした。

医師たちが一度の動脈抗癌剤で癌腫瘍が消えたり、小さくなっている事実を不思議がっていたそうです。次に行く三度目の入院治療は三週間後に決まっていたので、その三週間の間に一二回のヒーリングを行なう事が出来たのです。その頃にはリンパ節癌のエネルギーも感じられなくなっていました。

三度目の抗癌剤注入のため、関東の病院に行って検査をすると今度はリンパ癌も消えていたのです。このとき腫瘍マーカーも正常値になり、ペット検査が行なわれており、肝臓癌、リンパ節癌ともに消えている影像資料は今も私の手元に残っております。

その後、彼は癌消滅を喜び海外旅行に行き、自宅では奥さんに玄米自然食などで管理されていた抑圧から逃れて、アメリカで毎日ビールと肉を楽しんだようです。

二週間ほどして海外旅行から帰ってきた彼が、再び腹部に違和感があると訴えたのです。

腹部を触診すると再々発であろうと容易に推測できる癌特有のエネルギーを感じたのです。

毎日ヒーリングを受けに来るように薦めたのですが、年末を控えて忙しいので年内に仕事を片付けて退職するので、来年から毎日ヒーリングをお願いしたいと言って、この日からヒーリングを休んでしまいました。

彼にすればヒーリングを受ければ、また癌は消えると安易に考えていたのかも知れません。しかし『癌を侮るなかれ』です。

彼の身体から一旦は消滅した再発癌ですが、エネルギーの低下した身体は、エネルギーの補充を怠ればすぐに再発してしまうのです。

ヒーリングを休んでいる間に癌は彼の身体を蝕み、自力でヒーリングを受けに来ることも出来なくなり、翌年二月に逝ってしまいました。

彼には気の毒でしたが、彼の癌ヒーリングから多くのことを学ばせていただきました。

癌はお餅のカビにも似て、切り取っても消しても、身体エネルギーが低下すれば、新たに発生してしまいます。決して油断してはいけません。

## 【消えても切られた大腸癌】

**男性　農業　七十一歳　滋賀県在住**

検診で大腸癌が見つかり、手術をする事が決まりました。この患者さんは、悪い所があれば早く切ってしまえばすっきりするからと、手術を受ける事にとても前向きな考えを持っていました。

男性の娘さんが私の道場に出入りしていた事もあり、数日後に手術日まで決まっていた遠くに住んでいる父親を、三日間の予定で無理やりヒーリングを受けに連れてきました。

娘さんの希望は『本人は手術を希望しているのですが、手術前にヒーリングを受けて少しでも手術が軽くなればと思って連れてきました』ということです。

三日目の最後のヒーリングの日でした。手を当てていると腹部の様子が変わって来た事が判りました。直感的に癌が消えたと感じたのです。

三日後は手術日なので、父娘に念を押して伝えました。

『癌は多分消えているか、もしくは、かなり小さくなっていると思われるので、手術前にもう一度検査をしてください』。私の言葉をどう捉えたかは判りませんが、父娘は肩を並べて帰って行きました。

それから二日後、手術前日に電話があり、手術が延期になったと言います。手術前日の内視鏡検査で癌が見つからなくなり、医師たちが相談の上、手術日を一〇日間延期する事にしたそうです。

それでも病院としては手術を行ないたい事に変わりはなく、本人も手術を望んでいる以上は、遅かれ早かれ手術が執行される事になるであろうと思った私は、娘さんにもう一度、他所の病院で検査をして、そこでパスすれば手術をしなくて済むのではありませんかと提案をしました。

しかし再検査で癌腫瘍が見つからないままに、一〇日後には癌があったと言う理由だけで、消えている可能性が大きいにもかかわらず、手術を行なったと報告をうけました。

その後の経過は報告がないので不明ですが、常識で考えれば、癌が見つからない患者を急いで手術をする必要はないと思うのですが、手術が必要ですと診断した以上は、手術をしなければ病院のメンツが立たないのかも知れません。

## 【どこも治せない椎間板ヘルニア】

**女性　主婦　五十二歳　大阪市在住**

もと私の同業者の奥さんの事例です。話を聞けば高校生の時から椎間板ヘルニアで長年腰痛に悩まされていると言います。三年前から症状が悪化して、痛み止めの座薬を朝夕入れなければ起き上がることが出来ないのです。鎮痛薬が切れると歩行が出来なくなり、家の中を這いずり回りながら生活しているということでした。

もちろん整形外科病院、総合病院、あらゆる治療院など数え切れないほど診療を受けたそうですが、一向に改善しないのです。

何処どこの治療院が、上手だと噂を聞いて受診しても二、三ヵ月もすれば、『これ以上治療しても治る見込みがないので、どこか他所の治療を受けてみてください』と言って断られたことが数回あると言っていました。

この頃はまだ、私が食料品卸会社を経営しており、氣康は趣味でやっていたので、ヒーリングはいつも仕事が終わる、夜の一〇時ごろから事務所で行ないました。最初は旦那さんに車で送迎されて来ておりました。

彼女の腰痛は最悪状態で、鎮痛剤が切れている時間帯は立つ事も出来ません。その上に首も痛くて動かせない、肩コリも重症である。中でも驚いたのは、両腕の腱鞘炎の痛みが強くて、小さなお皿でさえ両手で持ち上げなければならない状態でした。

椎間板ヘルニアによる腰痛が主訴ですが、彼女の身体は、全身くまなく痛みが出て悲鳴を上げていたのです。

それまでにも、椎間板ヘルニアの人を短期間のヒーリングで完治させた経験が多数あったので、腰痛治療に関しては多少自信を持っていました。

それでも今回の症状はプロの治療家が何人もギブアップしたというだけあって厳しい状態でした。

有料の治療院は、自分には治せないと判断すれば断りますが、その頃の私は無料でヒーリングをしているアマチュアですから、完治するまで断らないから、安心して通ってくるように伝えました。すると回を重ねる毎に、痛みが軽減して座薬を使う回数が少なくなって来たのです。

ヒーリングを始めて、一週間目には彼女が自転車でやってきました。今までの状態であれば自転車に乗る事など、絶対に有り得ないのです。

ある日彼女の腱鞘炎の治療のため、腕に氣を入れていると、腕から黒い煙がモクモクと出てくるので、自分の眼の錯覚かと驚いたのですが、その後も腰や大腿部などからも煙が、出るようになりその煙と同時に異臭までも出てくるようになりました。

今思えば私が煙や異臭として感じていたのは、彼女の体内に溜まっていた邪気が発散されている時だったのです。今でもヒーリング中に煙や異臭が出てくる人が沢山おられますが、この経験があってからは驚くこともなく、淡々とヒーリングをするだけになりました。

こうして合計三〇数回のヒーリングで、誰も治せなかった椎間板ヘルニアと診断された腰痛を完治させることが出来ました。腰痛が悪化してからは社会復帰を諦めていたそうですが、今では元気に大阪市内のデパートで販売の仕事に従事しております。

手術以外に治る見込みはないと、医師から告げられていた椎間板ヘルニアも、諦めなければ治るのです。病院やプロ治療家が治せない彼女の重傷ヘルニアは、趣味でやっていた私の氣康ヒーリングを受けて治療費ゼロで完治してしまいました。

## 【成人性の喘息は治らない】

**女性　五五歳　主婦　大阪府在住**

ある女性が五〇歳を過ぎた頃、やたらと咳が出るので病院に行くと喘息と診断されました。

医師の説明によれば、大人になってからの喘息は治らないというのが現代医療の定説だということでした。

治らないと言われながら、毎月の診察と薬の服用を継続して五年が経過しています。

　彼女が友人の紹介で、氣康教室の会員になり週二回稽古に通い始めました。すると次第に咳が少なくなって来たのです。半年ほど経った頃には、まったく咳が出なくなり、病院で診察を受けると大人の喘息は治らないと診断していた医師は『もう完治しているから通院しなくていいです』と完治宣言をしてくれたそうです。

　自分で治りませんと診断していた喘息ですが、病気が治れば、なぜ治ったのか自分の医学知識で治らないと思っていたことに疑問を持つこともないようです。医者は治った患者は、もうお客様ではないので何の興味を示さないのです。

　病院はいつまでも治らない患者さんが大好きなのです。病院に好かれる為には病気が治らない患者でなければなりません。

　この女性に関しては、個別のヒーリングは行っておりませんが、半年ほど氣康教室に通っただけで、病院で不治を宣告された喘息が完治したのです。

## 【ひと月に二〇日も起こる偏頭痛】

**女性　会社員　三〇歳　大阪府在住**

　ひと月に二〇日間も頭痛が継続して起こる、重症偏頭痛で数年前から悩んでいた女性です。

　頭痛が長引くと精神的にもダメージがあり、一時は鬱病にもなって、精神安定剤などの処方を受けていました。病院では偏頭痛の原因を見つけることが出来なくて、頭痛薬と安定剤を投与するだけの治療を受けていたのです。

　彼女の顔を見ると若いにもかかわらず、能面のような表情で笑顔がないのです。体調が悪くなれば顔の表情が暗く硬くなります。

手指、手首、腕、肩、首など頭痛に関連するあらゆる箇所が固くなっていたのです。

特に頚椎三番が左に変異しているのが、最大の原因であると思われました。一週間に一回の予定でヒーリングを受けに来られることになり、初回は手や腕の痛みを消すことから始めて、最後に頚椎の調整をして終わりました。

一週間後、二度目の施術前に、この一週間の様子を訊くと一日だけ軽く頭痛が出ただけなので、とても気分よく過ごせたと喜んでくれました。

氣康教室に来て身体を緩めると、もっと良くなるのですが、スケジュールが合わないので教室に参加することが無理のようで。それなら自宅近くにヨガ教室か体操教室などで身体を動かすことを始めてみてはどうですかと、お勧めしました。

幸いにも近所でヨガ教室が見つかって、お休みにはヨガに通いながら、ヒーリングを受けに来られたのです。その後合計六回のヒーリングで彼女の偏頭痛は完治いたしました。

若くても身体を動かさなければ、身体が錆び付いて様々な変調を招いてしまいます。

## 【踵を着地できない高校生】

**女性　高校生　一六歳　兵庫県在住**

彼女は高校二年生でした。学校ではバトミントン部に所属しているのですが、半年前から右足の踵が痛くなり、いつもつま先立ちで歩いていました。当然、部活に参加しても走ることが出来ず、ほとんど練習になりません。

お決まりのように整形外科、整体院、鍼灸院など、どこに行っても診断は原因不明です。

鎮痛剤の処方、シップ、電気療法、テーピング、どれも効果がなく困り果てていたようです。

知人の紹介でヒーリングを受けたいと予約の

電話が掛かってきました。

踵の痛みで着地して歩けない症状は、以前にも簡単に治した経験があり、すぐ治るであろうと、軽く考えて引き受けたのですが、以前と同じ手法でヒーリングをしても痛みが消えません。

その後もあれこれ試行錯誤しながら、ヒーリングを行なっても、痛みが多少軽減するものの決定的な改善が見られませんでした。

六度目のヒーリングのとき、踵から遠く離れた手首の異常が見つかりました。痛みがないので、本人は気が付いていなかったのですが、バトミントンの練習で手首の捻挫をしていたのです。

この日は、手首の捻挫と硬縮を解放してあげると、踵の痛みが嘘のように消えてしまいました。時間にして一〇分足らずの施術で完治してしまったのです。身体は全部でひとつ、全身ネットワークが張り巡らされていることが、証明できる事例でありました。

## 【腹水が溜まった肝硬変】

女性　主婦　六六歳　大阪市在住

数年前にC型肝炎であることが判明して病院に通院中の女性が氣康教室の会員になり、稽古に来られるようになりました。

利尿剤、肝臓の薬、胃薬、栄養剤、など数種類の薬を服用しながら、ほぼ毎日のように病院に注射を打ちに通っていました。パートでの仕事もしているため、病人の身体には負担が大きかったようです。

肝臓病特有の肌の黒さは、日本人とは思えないほど黒ずんでいます。特に手首から先の、手の甲や掌、指先などは墨を塗ったように黒くなっていました。

彼女が氣康教室に参加してヒーリングを受けるようになったきっかけは、病状が悪化して肝硬変になり腹水が溜まってきたからです。

排尿障害が起こり、妊婦のような大きなお腹と、足の浮腫みが現れて歩くだけでも辛い状態になっていました。その他、めまい、ふらつき、耳鳴り、涙眼など複合的に症状が現われているのです。

腹診すると肝臓が硬くなり、大きく腫れているのが明らかですから、肝硬変もかなり進行している様子でした。現代医学では、肝硬変で腹水が溜まれば末期という診断であり、殆どは回復の見込みがないのが普通です。

命にもかかわる大事であり、この日からパートの仕事を断ってもらい、毎日ヒーリングを行なう事になりました。

ヒーリングも回を重ねて、三十回を過ぎた頃には、腹水が消えて、硬くなった肝臓も緩んできたことが分かります。ドス黒かった顔色や手先も良くなってきたのです。その後も、ヒーリングを継続していく中で、耳鳴り、めまい、ふらつきなどの症状も解消して〇・四だった視力が、一・二まで上昇するという、嬉しいおまけまで付いてきたのです。

腹水が溜まればお手上げの現代医学もですが、医学には無縁の私が行うヒーリングで、腹水が消えて肝臓数値まで良くなるのですから、諦めてはいけないのです。

## 【病院で治せない眼瞼下垂と痙攣】

**大阪府在住　五〇歳代の女性**

眼瞼痙攣とは、瞼の痙攣が始まると眼が開けられなくなる疾患です。この病気の多くは、瞼が垂れ下がり痙攣が起きなくても瞼が開かなくなる眼瞼下垂も併発する場合が多いようです。

中年女性から電話の相談があり、『眼瞼痙攣は気功で治りますか?』と聞かれました。

私が『治るとは断言はできませんが、過去にも眼瞼下垂の人や眼瞼痙攣の人にヒーリングをして、いずれも完治することが出来たので、来ていただければきっと良くなると思います』とお答えしました。

数日して教室に現れた女性は、前髪を垂らして顔半分を隠しています。

症状を見せてもらうと、瞼がしきりに痙攣を起こし右半分の顔面が大きく歪み顎の先まで痙攣しています。痙攣が収まった状態でも瞼が垂れ下がり、右目は殆ど閉じた状態になっています。

女性でもあり、人前で顔をさらすのが苦痛になって、いつも前髪で右半分の顔を隠していると言うのです。

一〇年ほど前から眼瞼痙攣の兆候は出ていたそうですが、次第に悪くなり五年ほど前から今のような悲惨な状態になり、病院や整体院、鍼治療など試みたけれど、一向に症状は改善されず最近では片目が開かなくなってきたのです。

病院では何度もあらゆる精密検査なども行った結果、下された診断は三叉神経が影響しているので、頭蓋骨を開いて三叉神経の手術をすれば、良くなる確率は三〇％ぐらいで、後遺症も否定できませんと言われたそうです。

彼女にしてみれば良くなる確率三〇％の危険な手術を受ける勇気がないので、何とか治せないものかと思案をしていたのですが、私がブログに書いていた【眼瞼痙攣が良くなりました】という記事を見つけて電話を掛けて来られたのです。

気功などと云うのは言葉で知っていても、実際に体験した人が少なく、彼女も半分は疑いながら半分は期待をしながら遠方から来てくれたようです。私が行う氣康ヒーリングとは、氣の操術療法ですから身体を観る、触る、感じるなどで身体の異常を察知して、影響を及ぼしていると思われる部位に氣エネルギーを送り、疾患の改善を促すだけであり、器具も薬も使わない純粋な自然療法です。改善の度合いは別にして、ヒーリングを受けて症状が悪化することは絶対ないので、安心して受けていただける旨を説明して、彼女にも納得していただき、その日からヒーリングを始めました。

彼女の身体を観察すると、私の予想通り肩、首、腕が鋼鉄のようにコリ固まっているのです。

特に前腕部と手甲部が硬くなり、指開きや手首曲げが出来ません。彼女のこれまでの生活や仕事なども聞き、この病気に成るべくして成ったと思えることが重なっていました。彼女が深刻になるのも無理はないのです。片目が開かなくなり、瞼が垂れ下がり、絶えず顔面痙攣が起きるので、顔の中心にあるべき顎の位置が大きく左側にずれているのです。

このような深刻な症状になるまでの経緯や、彼女の生活習慣なども聞き、その原因を探りながらヒーリングを行いました。ヒーリングの回を重ねるごとに痙攣の頻度も少なくなり、痙攣の強度も弱まっていきました。最初は悲壮な顔をしてヒーリングを受けに来ていたのですが、症状が治まるにつれて表情も明るくなり、私以外の会員さん達ともよく話をして、良く笑うようになって来たのです。週に一～二回氣康教室の稽古に参加して身体を緩め、併用しながらヒーリングも受けたのですが、期間にして約二か月、回数にして十五回ほどのヒーリングで、どこの病院でも治せなかった眼瞼痙攣が完治しました。

## 【脊椎小脳変性症が完治した女性】

**大阪府在住　三〇歳　女性**

脊椎小脳変性症（あるいは多系統委縮症）と言われる進行性の難病があります。

この二つの病気は症状がよく似ているので、見た目に区別は付きませんが、多系統委縮症と診断される場合は、進行がより早いと言われています。

現代医学界の所見では、発症して五年で車椅子、八年で寝たきり、十年で死に至るとまで言われるほどの厳しい進行性の難病ですから、効果のある医薬品もなく、治療法も確立されていないそうです。これらの病気にかかると、最初に現れる症状は、歩行障害、言語障害、筆記障害などが著しく現れるために、日常生活がスムーズにできなくなります。

ある日、脊椎小脳変性症と診断された三〇歳の独身女性が、ヒーリングを受けに来られました。

病院の診断では、例の如く『この病気は治りません。有効な薬も無いので、効果的な治療法もありません』と宣告されていました。

絶望していたのですが、『こんな病気で死んでたまるものか』と必死になって、インターネット検索をしていると、脊椎小脳変性症の治療をしている整体院が見つかり、通院を始めましたが、遠方にある整体院ですから、治療費以外の費用（交通費、宿泊費、食費）などの負担もあり、彼女の経済力では『継続した治療を受けに来ることが無理です』と、整体院の先生に伝えると『解りました、それなら大阪の氣康教室を紹介するので、そちらでヒーリングを受けて、お金に余裕が出来たら、ここにも治療を受けに来てください』と言われたそうです。

私は、その女性が現れる二年ほど前に、多系統委縮症と診断された男性のヒーリングをしたことがあり、そのときに脊椎小脳変性症が難病である事を知っていたので、彼女と約束を交わしてヒーリングをすることにしたのです。

『貴方の病気は進行性難病ですから、先ずは進行を止める、そこから以前の健康な状態にまで戻すことが必要ですから、可能な限り毎日ヒーリングを受けに来てください、その代わりヒーリング料は、格安でしてあげますから』と言って、毎日でも彼女が無理なく支払える金額でヒーリングを始めました。

彼女の症状は、三〇歳の若さで街路の歩行は杖なしでは歩けない、文字が書けない、話し言葉もロレツが回らず、何度も聞き返さなければ聞き取りが出来ないほど言語障害が進行していました。

室内の歩行は、足幅を大きく開き、両手を左右に開いて、まるでヤッコ凧が歩くように、バランスを取りながら歩行ですが、歩きながら方向転換することが出来ないのです。

方向転換をするときには立ち止まって頭の中を整理して、身体にしっかりと指令を送らなければならないためにとても時間がかかります。

この状態も進行すれば車椅子、寝たきりの未来が待っているのですから、とても残酷な病気なのです。初回のヒーリングを終えて、彼女に『ジャンプをしてみてください』と言ったところ『先生、ジャンプなんてとても無理です』と言うのですが『今なら軽いジャンプが出来るからやってみて』と再度促すと、彼女がジャンプをしたのです。

歩行さえ困難な人が、軽くとはいえジャンプが出来ると自信が付きます。意識が変われば改善が早くなるので、敢えてジャンプをすることに意義があるのです。

その後、回を重ねる毎にヒーリング後には、歩行練習、筆記練習、小豆を床に撒いて、箸を使ってカップに入れる練習も繰り返し行いました。

歩行や言語障害の程度も軽くなると、友人に誘われて、ハイキングや買い物などにも出かけることが多くなりました。これも彼女にとっては、大いにリハビリに役立ったようです。

最後の極めつけは、東京のディズニーランドに遊びに行くとまで言い出したのですから驚きです。

関東に住む従妹の家で二週間ほど滞在して、その帰りにディズニーランドを楽しんできたようです。

大阪に帰って来ましたと言って電話がありました。『今、病院に来ているのですが、診察をした医師から傷病手当の申請に必要な診断書を書けないと言われて困っています』と言うのです。

医師から言われたのは『こんなに良くなっていると、脊椎小脳変性症の病状は認められないので、診断書は発行することが出来ません』彼女からすれば、病気が治ることは何よりも嬉しいのですが、傷病手当の申請に必要な診断書がなければ、手当を受給することが出来ないので、収入が無くなる不安もあるのです。

私は『お医者さんが診断書を書けないのは、あなたは病人ではありません。と言っているのと同じですから、わずかな傷病手当を当てにするより、仕事に復帰すれば収入が得られるのだから、明日から会社に行けばどうですか』と伝えました。

その後彼女は仕事に復帰して、あれから三年ほど経過しておりますが、今も元気に働いているのです。

彼女のヒーリング記録を見ると、四〇日ほどの間に一六回のヒーリングを行なっただけですから、理想的な回復をしたと言えます。

## 【肋骨が折れた男性公務員】

**男性　公務員　五五歳　大阪府在住**

某自治体の副知事に紹介されたと言って『氣康ヒーリングをお願いしたい』と電話が掛かって来ました。私は副知事さんなどという偉い人の知り合いがないのですが、不思議に思いながらもヒーリングの依頼を受けました。

翌日現われた大柄の男性は、顔をしかめながら脇腹を押さえています。聞けば十日ほど前に、自転車で転倒して肋骨を二本骨折したと言うのです。骨折直後に勤務先の上司である副知事から、私の道場にヒーリングを受けに行きなさいと、言われたそうですが、氣康などという怪しげなことで骨折が治るなど信じられず聞き流していたと言います。

病院での処置はコルセットの装着とシップ貼り、鎮痛剤の投与だけで、あとは骨折の自然治癒を待つだけです。肋骨の骨折は咳、くしゃみなどをするたびに痛みがあり、とても辛いものです。

再び職場で顔を合わせた上司から『せっかく紹介してやったのに、何で行かへんのや』と怒られてすぐ電話を掛けてきたのでした。

氣康で骨折が繋がるなど信じられない人が殆どですが、なぜか氣を入れると短時間で骨がつながるのです。この男性の骨折も約二〇分のヒーリングで痛みが消えてしまったのです。

事後報告を受けたところによれば、ヒーリングの三日後には、職場の仲間とゴルフに行き、普通にプレーを楽しんだそうです。念のために紹介された副知事さんの名前を聞くと、以前に五十肩で私のヒーリングを受けに来られた男性だったのです。

その数ヵ月後にも、私が主催していた氣康セミナーに参加していた警察官の男性が足の小指（中指骨・甲の中にある小指の骨）を骨折して不自由な歩き方をしていたのですが、昼の休息時間に約五分間のヒーリングで痛みも消えて普通に歩くことが出来るようになりました。午後からの氣康セミナーでは元気に動き回っていました。

骨折は一ヵ月ぐらいで完治するのが普通ですが、氣を入れると分単位の超スピードで回復するのです。

## 【小学生の近視】

女児　小学生　七才　大阪市在住

近視や老眼になっても、自分が病気だと思っていない人が多いようです。眼科医もこれらの症状の治療を積極的に行なっている医院は少ないと思います。ほとんどの人は視力検定をして、メガネかコンタクトレンズを装着するのが普通です。

この女児は近視が進行して以前に作った眼鏡が合わなくなり、仕方なく四万円も出してメガネを新調したばかりでした。新しい眼鏡が出来上がった翌日に、母娘で我が家に遊びに来ました。

母親は娘の眼鏡で急な出費になったと悔しがっていました。聞けば視力、〇・四なのでメガネをかけなければ、教室で黒板の文字が読めません。多くの親達は子供がメガネをかけることは不便でも、仕方がないと思っているのです。

なぜなら近視が治るとは誰もが考えた事もないからです。

氣康で近視や老眼を改善することは、条件さえ揃えば高齢の人でも可能です。もちろん若年者のほうが改善度合いは高くなります。

私の体験では最高八〇歳代の女性の〇・三だった近視を一・〇まで改善させた経験があります。

小学生の近視は驚くほど短時間で改善する事が殆どです。

裸眼で視力表を見せると確かに〇・四以下の視力でありました。この女児に二〇分ほど氣を送った後、確認すると二・〇の一番小さな文字が見えているのです。

この出来事を見ていた母親は、視力が改復して喜びながらも、昨日支払ったばかりの眼鏡代四万円が悔しいと言ってしばらく騒いでおりました。

あらから数年経過した今でも、一・二の視力を維持していると報告を受けています。

## 【固まって動かない足首】

男性　自営業　七一歳　東大阪市在住

ある大手企業から氣康セミナーの依頼を受けて訪れた時のことです。そのときの参加者の女性から質問と相談がありました。

『主人が数年前から足が痛くなり、病院に通っているのですが次第に悪くなり、今では足首が固まってしまって、殆ど歩く事ができなくなって困っています』と言われます。

それでも、何とか車には乗ることは出来るので、仕事はしていると言うのです。

『ここ三年ほどの間に、整形外科、総合病院、鍼灸院、整体院など治療に明け暮れているが、まったく改善の兆しも見えないのですが、氣康ヒーリングを受ければ良くなりますか？』

私の答えは、『氣康と言えども万能ではないのでやって見なければ分かりませんが、ご主人の足が物理的に壊れていなければ、氣康で元に戻す事は出来ますので来てください』と言って、ヒーリングを引き受けたのです。

翌日奥様に付き添われて、三階までの階段を手摺に掴まりながら必死で昇って来られました。

本人から詳しく話を聞けば、一〇メートル以上は歩く事ができないので、どこに出かけるにも車で移動できる所でなければ、行くことが出来ないといわれます。問題の足を見せてもらうと、ふくらはぎから足首、足の甲、周辺が異常に膨らんでおり通常の三倍はあろうかと思うぐらい太くなっているのです。足首、足指は完全に固まってピクとも動きません。まるで人工的なマネキン人形の足のように可動性が完全にゼロなのです。

今通っている整形外科では、腰が悪いのだろうと言って週三回腰の牽引とシップ、電気マッサージを受けているが、高齢を理由に治らないと言われているそうです。

また以前に診察を受けた病院では、見ただけで『これは治りません』と即断されたそうです。

私の感覚では、時間はかかるかも知れないが、必ず治るであろうと彼に伝えてヒーリングを始めました。三回目のヒーリングを終えると、歩行がかなり楽になって来たので、電車で来れば駅の階段昇降がリハビリになるので、次回から電車で来るようにお勧めしたところ、本当に電車を乗り継いで、一人で来ることが出来るまでに良くなってきました。十数回のヒーリングを終えた頃に、車の中で眠りこけて起きない体重二五キロもある孫を、駐車場から自宅まで、背負って歩く事が出来たと喜んでくれるまでになりました。

二〇数回のヒーリングを終えた頃には、友人と近所の山にハイキングが出来るまで回復してきました。初回は途中でリタイヤしたけれど、山登りに行く気になっただけでも著しい進歩であります。その頃には足首も含めて、身体の各部分が緩んで活整運動が出るようになり、足首の可動域が大きくなり、指先も自分の意志で動かすことが出来るようになりました。

最終的には、一〇ヶ月ほどの間に六〇数回のヒーリングを行いましたが、本人から『二〜三キロなら歩くことが出来るようになりましたので、もう大丈夫ですからヒーリングをこれで終わりにさせていただきます』と申し出があり、最後のヒーリングを行ないました。

数年もあらゆる治療を受けたにもかかわらず、どこでも治す事が出来なかった彼の足は、非常に強敵ではありましたが、ほぼ完治に近い状態までこぎつけることが出来ました。

本当に良かったと思います。私が『治りません』は『治せません』言い訳であると思うのは、このような事例が度重なるからであります。

## 【原因不明の震えと痺れ】

**男性　会社員　六六歳　大阪市在住**

二四時間、絶え間なく全身が震えて止まらない症状と、両脚が痺れているので不快で仕方がないという訴えでした。大病院で、レントゲン、脳波、CTスキャン、血液検査など、あらゆる全身の精密検査をしても、原因不明で病名さえも判明せず、病院では検査ばかりで何の治療もしてもらえないので、ヒーリングを受けたいとやって来られました。

彼が寝ていると、ベッドがガタガタと音が出るほど震えるので、奥さんが隣りで眠れなくなり、最近は夫婦別室で就寝していると言います。

見た目には、パーキンソン病のようにも見えるのですが、病院の判断もパーキンソンに似ているものの、パーキンソン病とは診断を下せないそうです。

病院で治療を行うためには、まず病名が必要になります。病名のない症状を治療するマニュアルはないので、病名の付けられない病気を治療することが出来ないのです。

それに引き換えて氣康ヒーリングとは実に便利なもので、病気の原因も病名も私は最初から必要としておりません。

私にとっては、病名などあってもなくてよいのです。なぜなら医学知識を持ち合わせておりませんので、病名を聞いてもほとんど役に立つことはないからです。むしろ難病といわれる病名なら知らないほうが気楽にヒーリングが出来るので、かえって効果が高くなることも多いのです。

こうして病名の判らない全身震え病のヒーリングをすることとなりました。

椅子に座らせると椅子ごと大きく震えています。寝かすと全身が小刻みに震えています。

こんな状態では箸を使うにも文字を書くこと

にも支障があります。

しばらく全身に氣を入れた後、頸椎、頭部を重点にヒーリングをすると震えがだんだん小さくなり、やがて震えは止まってしまいました。

念のため、その後にも数回ヒーリングを行いましたが、それから彼の震えが再発することは無くなりました。私には原因を究明することは出来ませんが、要するに治れば良いのです。

## 【半年寝たきりの鬱病が三日で完治】

女性　六五歳　大阪市在住

病気には身体の病気と心の病気があり、その両方が作用している事も少なくありません。

この女性の鬱病のきっかけは、年齢と共に瞼の筋肉が衰えて、瞼が垂れ下がって来たことが気になり、整形手術を受けたことです。その手術の出来栄えが気に入らなくて、再三にわたり主治医にクレームを付けたそうですが、医師は『術後はすべて順調であり、何の問題もありません』と言われて取り合ってくれないのです。

医師からは『問題なし、完璧な出来栄えです』と云われるものの、術後の眼が気になり外出する事が出来なくなったのです。

毎日、鏡を見て塞ぎ込んで居る内に、体調が悪くなり食欲が減退して、食事が喉を通らなくなりました。ここまでくれば完璧な鬱病患者の誕生です。

一人住まいですから、誰も食事の世話もしてくれません。毎日何も食べないで寝ていると、とうとう起き上がることも出来なくなってしまったのです。心配して様子を見に来てくれた親戚の者に助けられて兄弟の家に運ばれ、そこでも食事が喉を通らず、体調が回復せず起き上がることが出来ずにいました。

内科医で診察を受けていたのですが、親戚の者に勧められて心療内科を受診するようになり、精神科の薬の服用が始まりました。

心療内科を受診する事を知った内科医からは、『心療内科に行って精神薬を飲み始めると、もっと大変なことになるので辞めたほうが良いと思います』と忠告されたそうですが、親戚の者は彼女を救いたい一心で心療内科に連れて行ったのです。

心療内科では、睡眠薬、向精神薬など複数の医薬品が処方されますので、さらに鬱病は酷くなり身体も手足も鉛を入れたように重たくなり、増々起き上がることが出来なくなりました。

この話を伝え聞いた彼女の友達が、嫌がる彼女を説得して、タクシーに乗せてヒーリングに連れて来たのです。

寝かせて彼女の頭を持ち上げるとボーリング場の球のようにずっしりと重たいのです。予想通り手足も鉛のような重たさです。精神的疾患は痛みなどの肉体疾患と違い、普通のヒーリングでは効果が少ないので、先ずは邪気払いをしてから全身に気を通します。

最後は癒しの祈り言葉で、魂や細胞に語り掛け、正常化を促すのです。癒し言葉をかけ始めると、本人も付き添いで来ていた友人も、大きな声を上げて涙を流して泣き始めました。

わずか二〜三分の祈り言葉ですが、彼女たちが泣いて心や身体を浄化することが出来れば、鬱病も改善できるのです。その日は、一時間ほどのヒーリングを終えると彼女は『身体が軽くなりました』と言って帰りました。

驚くのは、今まで起き上がることも外出も出来なかった彼女が、翌日は一人でヒーリングを受けに来たのです。その翌日も一人で、三回目のヒーリングを受けに来ました。

四日目の朝、本人から電話があり『今日は、しんどくて起きられないのでヒーリングは休みます』

私は、『三日間連続のヒーリングで、もしかすれば好転反応が出ているかも知れないので、今日は一日ゆっくり休んで下さい』と伝えました。

その翌日（五日目の朝）電話があり『昨日、一日中寝ていると、身体から鉛のような重みが嘘のように抜け出て、今朝は半年ぶりに快適な朝を迎えることが出来ました。

あの身体も重みは、何だったのでしょう。もう大丈夫です元気が出てきました』と話す言葉も明るくなり鬱病の気配は何処にもありませんでした。それから数日後には職場復帰をして、今も元気に働いています。うつ病は、精神薬を服用すればするほど、重症化して取り返しがつかなくなることに、気が付かねばなりません。

精神薬は、傷害事件や自殺行為など、自他ともに傷を深める事もあり、やがて行きつく先は廃人です。やがて人間を辞めなければなりません。

## ◆第一四章・身体は喜ばない

### 【口は喜び身体が悲しむ】

人は食欲、性欲、名誉欲、生存欲、財産欲などさまざまな我欲を持ちながら生きております。

生存欲を失えば自殺行為に発展し、性欲にブレーキが効かなくなった人は性犯罪に走り、地位や名誉や財産を欲しがる人々は、様々な法を犯して人生を棒に振るのです。

欲の中でも失ってはならない欲は生存欲ですが、その他の欲は自重しなければ身の破滅を招きます。生存欲と食欲は同源とも思われますが、現代人の食欲は生存するがための食を逸脱して、美味しいものが食べたい、珍しいものが食べたいと贅沢三昧、食と娯楽を同一視している傾向があります。自分の命を維持する為に、他者の尊い命を犠牲にしていることを忘れて食の餓鬼になってしまい、食をレジャーや快楽の具にしている現代人です。私たちは生存する為には魚や野菜、動物たちの命の犠牲なくして、自分の命を維持することが出来ないのです。飽食の時代と言われている昨今ですが、食物の無駄使いや無駄な食事をするのは、命を提供してくれている動植物に対して大変失礼なことではないでしょうか。

世間では食欲が旺盛なことを健康と思い、美食、大食などを誰も非難することもなく、罪悪感も失われているのです。

冷静に考えるなら本当は必要以上の食べ過ぎや美食などは罪悪であり、愚かな行為なのです。

過剰な食欲は他の欲と同様に、身を破滅に招くことを知らねばなりません。

今、私たちは何故食べ過ぎが身体に悪いことなのか考える時が来ています。

昭和二〇～三〇年代のことですが、私が生まれた徳島県の山村の人たちは、一日に四回の食事を摂り過酷な農作業をしておりました。山間地の田畑は、山の急斜面にあり、平坦地の農業とは比較にならないほど重労働を強いられるのです。

食べ物もほとんど自給自足のため、毎日の主食は芋と麦飯であり、肉や魚が膳に並ぶことなど考えられない貧しい食生活でありました。

当時の労働と食事内容から考えれば、一日四回の食事が身体を維持する為には必要な食事量であったようです。その当時は大食するために胃癌に罹る人は多かったようですが、粗食で山道を移動しながら労働をするので運動量は充分ですから、糖尿病などは誰一人として罹る人はありませんでした。半世紀が過ぎて、今では山村も車社会になり歩くことを忘れ、食事内容も都会と変わらなくなり、徳島県は糖尿病罹患率日本一という、嬉しくない地位にランクされています。

日本全国機械化が進み、労働者も昔のように重労働と呼ばれる労務はほとんど少なくなりました。家庭の主婦も家事は掃除機や洗濯機が働き、買い物も車で行くなど身体を使う機会は極端に減少しています。にもかかわらず、豊富な食べ物に囲まれた生活は、肉も魚も卵もいつでも手に入れることが出来るので、高たんぱく高カロリーの食事を摂り過ぎているのです。

本来なら肉体労働が少なくなった分だけ、食事量も減らさねばなりません。昔からの習慣で朝昼夜の三食を当然のように食べていながら、ほとんどの人は食べ過ぎていることすら気がついていないのです。

昔から【腹八分に医者要らず】という言葉がありますが、本当は腹八分でもまだ多すぎるのです。本当に健康になりたいならば腹八分の食事量を守り、尚かつ朝食を止めてしまうことです。

【朝食は一日の活動源である、朝食をしっかり摂れば健康になる】と言う説を堂々と唱えている学者先生がたくさんおられます。

これも成長期の子供たちに当てはめれば正しいかも知れませんが、万人に共通する健康法ではありません。人は年齢や労働や体力によってそれぞれ条件が違うのです。特に肉体労働の少ない成人は、少ないカロリーで体を維持することが可能であり、消費カロリー以上の不必要な食物を摂取すれば、胃腸を含めてすべての臓器に過酷な負担をかけることになるのです。

仕事も、運動も、食事量もその人の体力に見合った適正量を無視すれば、肉体に疲労が蓄積されて、やがては精神的にもトラブルが生じることになるのです。運動や労働などのストレスは自分で認識することが出来るので、休息すれば肉体の疲れは解消することが出来ます。

認識できるストレスは、その気になれば工夫次第で解消することが出来ると思うのですが、問題なのは人間には自分では認識できないストレスを、身体にたくさん与えているということです。

それが食べ過ぎ、美食、冷たい飲料など食欲という欲に負けて、口が喜ぶ飲食を優先させているると身体はストレスで病気になるのです。

夏にはよく冷えたビールがとても美味しいです。子供たちは冬でも冷たいアイスクリームを冬食べています。冷たい飲食物は喉越しがとても気持ちが良くてストレス解消になると考えられておりますが、冷たい食品が体内に入れば、内臓温度を急激に低下させることになります。体温が一度下がれば癌になる確率が二倍になるとも言われております。

意識や口、喉は快感であっても内臓には甚大なストレスがかかっているのです。

美味しいものをたくさん食べると口は喜んでも、内蔵は重労働を課せられるのですから大きなストレスとなってしまうのです。

身体を冷やす、食べ過ぎるなどこれらの行為がよくないことは誰もが知っていることですが、内臓温度が下がる、内臓に重労働をさせているなどの認識がないために、暑い季節ともなれば冷たいものばかり飲食して、大切な内臓にストレスを与えてしまうのです。またストレス解消だと言ってご馳走を腹いっぱい食べることも、本当は逆にストレスを与えていることになるのです。

毎朝、朝食を食べることが健康だと思って、欲しくもない朝食を無理して食べるなど、愚かな行為としか言えないのです。朝食を食べると胃腸を始めとする内臓諸器官は、ほぼ二四時間休みなく働きます。労働基準法は一日、一週間、一ヵ月の労働時間や労働日数を規制して労働者の健康を保護する法律があります。雇用主は労働基準法を守らなければ罰則が科せられます。

それに引き換えて毎日昼夜の区別もなく、休まず働いている内臓には、労働基準法の適用がありませんので休む暇がないのです。

内臓が過酷な労働に耐えかねて、休息が必要になれば、病気という奥の手を使って休ませてくださいと訴えてくるのです。

ところが病気になればさらに、これが身体に良い、あれが身体に良いといって薬やサプリメント、飲食物を摂取するので病気が益々難治化してしまうのです。

傷ついた内臓の修復には、食の制限をして内臓に休息を与えてあげるのが一番良いのです。食べないことも、優れた健康法の一つなのです。

## 【腹も身の内】

一般的に夕食を夜七時に食べたとすれば、飲食物の消化が終わるのは、明け方の三〜四時ごろになります。翌朝の朝食時まで内臓が休めるのは、ほんの二〜三時間だけということになります。

通常私たちは七〜八時間の睡眠時間を必要としているのに、内臓には二〜三時間の休息しか与えていないことになります。毎日休みなく働く内臓さんが可哀想だと思ったら、ぜひ朝食をやめてください。朝食を抜けば内臓は約八時間前後の休息をとることができるのです。

昼食までは固形物を胃に入れない、空腹を感じて我慢が出来ない人は、朝食として野菜ジュースなどの液体食がお奨めです。胃腸を休ますと言うことは胃腸だけの休息ではなく、食物の消化吸収、解毒作業などの関連したすべての内臓が休息出来るのです。

胃に飲食物が入れば消化の為に血液が必要になり、血液を送るのは心臓なのです。

私たちの身体は何一つ単独で働く機能はありません。胃も腸も肝臓も心臓もすべての臓器が連動して働いてくれるのです。

中高年ともなれば長年休みなく働いてくれた臓器に休息を与えなければ、やがて臓器たちのストレスが限界になり病気発症になります。

今病気の方は健康回復の為に、今元気な方は健康維持の為に朝食をやめて、臓器に休息を与えてください。腹も身の内と言う言葉の重みを知らねばなりません。朝食をやめて昼食、夕食を腹七～八分目にすれば身体が軽くなり、便通も良くなり朝起きが爽快になり肥満解消にもなり、体調が良くなる事を実感できるはずです。

朝食抜きの生活に慣れないうちは野菜ジュース、紅茶、生水、少量の果物などを摂るようにすれば空腹を回避できます。

朝食を食べなくなって二〇年以上になる私は、病気知らずで、病院とは無縁の健康体になっております。

高齢者の仲間入りをした、私と同年代の人達の話題といえば、血圧、糖尿、関節痛など病気の話ばかりです。

世の先生と呼ばれる人たちの多くは、学問だけで、朝食を抜くと身体に悪いとそれらしき理論を並べているだけなのです。

頭で考えるだけで自分の身体で試したことなどないのですから、本当に朝食抜きの生活をすれば、健康になれることを知らないのです。

学者が実践もしないで書いてある健康法など何の役にも立たないのです。

実践を伴った生きた健康法こそ、本物の健康法であるといえるのです。

食べすぎが良いか悪いか、少食がよいか悪いか、朝食を抜いたほうが良いか悪いか、まずは自分の身体で試してみれば答えは明白になります。

皆様が健康長寿で楽しい人生を全うするためには、病気にならない生活習慣、病気が治る生活習慣を実践されることを願ってやみません。

## 【健康は総合力】

相撲では（心・技・体）ということがよく言われます。野球も守備、打撃、走るなどの総合力が伴ってこそ、一流選手として認められるのです。ホームランをたくさん打っても守備でエラーばかりするようなバランスに欠けた選手は、レギュラーにはなれません。

まさしく健康創りもスポーツも同じであり、総合的バランスが調和されていることが大事なのです。中高年ともなれば、生活習慣病や足腰、関節の痛みなどで悩んでいる人がたくさんおられます。癌、脳梗塞、心臓疾患など多種多様の病気が私たちを待ち受けているのです。

何らかの体調異変を感じて診察を受ければ、病院では必ず病名を付けることになっています。

検査をしても原因不明で、病名を付けることが出来ない疾患は治療することが出来ないようです。患者が異常を訴えても病名が判明しなければ、治療マニュアルを当てはめることが出来ないので、安易な判断で投薬などを行って結果が悪ければ、訴訟問題などに発展する可能性があるからです。

癌はその代表的例であり、確かな病名さえあれば病名に沿ったマニュアル通りの治療を施せば、その後の結果が最悪の事態なろうとも、許されるのが今の医療事情なのです。

現代人は医者も患者も科学一辺倒で、検査結果だけを信じて肝臓の数値が悪ければ肝臓だけが悪いと思い込むのです。身体はすべての機能が連動して働いているのですから、単一の臓器が単独で悪化することなどあり得ないのですが、なぜか数値の悪い部分にだけ着目した治療を行なうので、病気はいつまで経っても治らないのです。

癌が見つかれば癌腫瘍のある箇所だけが病気だと思い込む、血圧が高いと言われれば、血圧だけ下げれば良いと思うのです。

身体とはそんな単純なものではないのです。癌になるには癌になる理由があり、糖尿病になるには糖尿病になる理由があるのです。

痛みや苦しみの症状を軽減することも大切な医療ではありますが、病気を治すということは、その病気の原因を取り除くことが出来なければ決して病気が治ることは無いのです。

判り易い例を挙げると、近視を眼科医で治療すると眼球の手術をするそうです。ある眼科医に聞いた話ですが、眼球の歪みが近視の原因なので眼球をレーザー治療で整えるそうです。

眼科医の説は眼球の歪みが原因と言うのですが眼球は何故歪んだのでしょうか？

私の考えでは、眼球の歪みが近視の原因ではなく、眼球が歪むような、身体の使い方をしたのが原因なのです。正しい治療とは、眼球の歪みが元に戻るように治療してやれば、手術などしなくても近視は治るのです。手術で一時的に良くなっても十年～二十年と経過する内に反作用が起きてくる危険性を孕んでいます。

またアトピーで悩んでいる人もとても多いと思います。アトピー患者は皮膚科の診療を受けていますが、アトピーが皮膚病と診断すること自体が、誤りであることに医師も患者も気が付かないのです。一〇年～二〇年と皮膚科の治療を受け続けても、治らないことが充分判りすぎるほど判っていながら、治らない治療を受けているのは何故なのでしょうか。

近代科学を売り物にしている現代医療でもその原因も解らぬままに、的の外れた治療を施してもアトピーは治らないのです。これらの疾患を改善するには、症状の現れた患部だけに囚われることなく、身体を総合的に観なければならないのです。心身を浄化するのは医薬品や病院ではありません。すべては正しい生活習慣を継続すること以外に、健康を獲得することは出来ないのです。

# ◆第一五章・病人はお客様

## 【社会のためより自社のため】

人は一流が好きである。一流企業、一流学校など世の中にはあらゆる分野で一流と呼ばれる人や物、組織などが存在します。

そして大衆は一流に弱い、テレビコマーシャルに出ている商品は良い商品だと錯覚してしまう。マスコミで名前が知られていると、なぜか優秀とか安心などの意識で見ていることが多いのです。もちろん企業は優良な製品や人材を提供できなければ成長できないし、社会から一流とは認められません。一般的には有名メーカー品を有り難いとする風潮や有名大学出身者を優秀な人と見ているのですが、それらの考えが必ずしも正しいとは限りません。

国民の代表として国会議員となった偉い先生が、汚い金にまみれて、身を滅ぼす例が後を絶たず、公務員は税金でお預かりしている公金と自分のお金の区別が付かなくなり、公金横領、裏金作りなどに精を出して身を亡ぼします。

一流大学を出た優秀であるはずの人が新興宗教の幹部となってサリンを撒くなどの、とんでもない事件を起こすなど優秀であるがために、自分を特別な人間であると思いあがり、自分を見失ったのではないでしょうか。これなども普通の人には考えられないことばかりです。またその昔、某有名な乳業メーカーが砒素入りミルクを販売して、たくさんの子供たちが犠牲になりましたが、今もその乳業メーカーは堂々と営業しています。

身体に悪いと指摘されながら世界中で販売されている、悪魔の黒い清涼飲料水を製造販売しているのも、超有名一流企業です。

学問も仕事も企業も本来の目的は、社会貢献に値する内容でなければ、存在の意味がないのではないのでしょうか。

社会貢献という、表向きの看板とは裏腹に、本当は自社の利益を上げることしか興味のないのが、一流企業の体質と思っても間違いがないようです。企業は利益追求のみを優先するばかりに、安全面が疎かになり、利用者が命の危険にさらされる事が度々起こります。

社会に役立つとは、商品であれ、知識であれ、技術であれ、提供を受けた利用者が利益を享受して幸せになる大前提が必要なのです。

今これらの理念の欠損した企業や人が、自分の利益だけを追求するあまり、高金利のキャシュローンが若者を狂わし、宗教を隠れ蓑に人心を惑わせる、自分では食べられない有害食品を販売するなど、私たちの身の回りには危険がいっぱい溢れています。私たちは名前や看板に惑わされず、善、悪、害、益などの氣を読み、的確に判断する事が出来る能力を養わなければなりません。

## 【病人を増やしたいのは誰だ】

健康を望まない人はいない、お年寄りが早く死にたいと言いながら病院通いをしているのは、死にたいという言葉もまんざら嘘ではないのですが、本当は誰もが健康になりたいのです。

医学が進化し、高度な医療機器が開発されて、今まで行うことの出来なかった検査や手術で、多くの命を救っていることも事実ですが、病院で治らない病気が多いことも事実です。

もっと恐ろしいのは、医学が進化したにもかかわらず、病人が益々増え続けていることです。三人に一人が癌になり、男性の半数が心筋梗塞、脳溢血などの病気に罹る可能性があるというデータを見たことがあります。

癌、心筋梗塞、糖尿病、高血圧などを始めとする、各種の生活習慣病や、また難病と言われる多くの病が、今の医学でも完治が難しく、寝たきりや命取りとなるケースが多いのです。

なぜ病気が増え続けるのでしょうか。答えは至って簡単なのです。それは誰も真剣に病気を減らそうとは考えていないからなのです。

衆参両院合わせて数百人もいる国会議員の誰一人として、病気を減らしましょうという政策を掲げたことを聞いたことがありません。

それとは逆に『病院を増やそう』、『看護師を増やそう』と器を大きくする政策は、正しいと思い込んで誰も反対しないのです。

本当は器が大きくなれば、それに比例して中身の患者も必ず増えるのです。患者を増やさなければ、増設した病院経営は成り立たないのです。

私が憶測するに、国会議員の先生は口が裂けても病人を減らそうなどと、そんな恐ろしいことなど言えないのではないでしょうか。

日本中の大病院や特養施設の建設などは、建設会社に利益を供し、やがて自分たちに賄賂や政治献金で資金を還流させることが出来るので、先生方は大きな資金の動く施設の増設拡大には積極的に働くのです。病人のための施設を作るという大義名分があれば税金も自由に使えるのですが、現実には医療施設を拡充しても医療従事者を補完しても、それ以上に病人が増えれば焼け石に水という現状です。

医師が足りない、看護師が足りない、病院が足りないと言って、病気が治らなくても一定の日数がくれば退院か転院をさせられるのが現実であり弱者や老人には厳しい医療事情であります。

健康保険も崩壊するほどの赤字を抱えていながら、国はどうして病人減らしの政策を行なわないのでしょうか。それは日本の国には病人が必要だからです。一億総半病人とも言われる日本人が、薬や医療機関で消費する医療費は莫大であり、日本中の病院、医院、診療所、民間治療院、製薬会社、薬局、医療器具関連の企業、健康食品、広告産業、保険業界など数えればきりが無いほど、多くの企業や従事している人達の生活を支えているのですから、病人が減るなどとても恐ろしいことなのです。

儲かる商売の代表格に、教育産業、宗教産業、風俗産業などがありますが、桁外れに儲かるのは、やっぱり医療産業なのです。

癌の早期発見を呼び掛けて、癌患者を発掘する、人間ドッグを受けさせて糖尿、高血圧、メタボと、次々と病人を製造して、治療に導いている医療産業は、別名、脅迫産業という人も居られます。

## 【病人を増やす作戦】

昭和四六年、第四次塩業整理という法のもとで、政府は全国にたくさんあった天日塩を作る塩田をすべて廃止させて、新たにイオン交換膜法による化学塩製造を行うことを決定して、全国で七社の企業に製塩許可が下されました。

政府は、これらの化学塩を統括して専売公社の食塩として全国に流通させて、病人を増やす計画を見事に成功をすることができました。

結果的には全国の大病院の維持も、製薬会社を大企業に成長させたのも、病人があればこその日本の社会の仕組みであります。

日本中の塩を専売法で管理して化学塩を無理やり国民に食べさせて、病人大国に導いたのは政府の謀略と思われます。専売公社から流通する塩は、名前こそ食塩と書いてありますが、食品ではなく、塩化ビニール、化成ソーダ、などの工業製品を製造するための化学物質であります。

表示を見れば塩化ナトリウム九九%となっており、限りなく塩化ナトリウム一〇〇%に近い化学物質なのです。その他のミネラルを含有しているのが自然塩であります。化学塩とは、電気分解による製造法でミネラルなどの含有しない、純度の高い製品を作らなければ工業用としては使えないからです。工業用にはミネラルが含有していると不純物となりますが、人体が欲求するのは海水のバランスに近いミネラルを含んだ塩であり、純度が高くなれば人体には害となるのです。

塩分の摂りすぎが高血圧になるというのは間違いであり、塩分の取りすぎが高血圧を招くのではなく塩の質が問題なのです。これは間違いなく国の政策として、行われてきた病人製造の作戦ではなかったかと疑いたくなるというものです。

近年になり民間で製造する食塩の販売が認められたのは、余りにも病人が増え過ぎて健康保険制度が危うくなって来たからかも知れません。

自然塩の製造販売を認めて、自然塩を流通させることで、少しは病人を減らしたい思惑があるのかも知れません。

また血液製剤によるエイズやC型肝炎の感染なども、先に述べた化学塩と同じく、人災というより謀略ではないのかと疑いたくなります。

民間企業の商品が欠陥と判明した時点で、即日のうちに百貨店やスーパーの店頭から撤去されるにも関らず、国が関与している血液製剤は危険を知りながら使わせ続けた事実は、病人を増やすための政策であろうと疑いたくなるのです。

海外でエイズ患者が増えて、やがて日本にもエイズが流行するであろうという予測から、積極的にエイズを発症させて、臨床研究、新薬研究のために必要なエイズ患者が目的人数に達するまでは、知らん振りを決め込んで投与を続けたのかとも思われます。

またC型肝炎の感染も同じく、それまで知られていなかったC型ウイルスが発見されても、肝心の患者数が少なければ研究症例として不充分であり、医薬品の研究や医療の研究には、教材である患者数が多ければ多いほど、臨床例をたくさん得ることができるのです。どちらにしても病人を増やすことで、誰かが儲かる構図は確立されているのです。

病気とは別に、近頃この国では少子化問題が取り沙汰されております。政府はあたかも国民が、経済的理由だけで、子供を産まないかのような発想をしているようですが、環境悪化により男性の精子数の激減や晩婚の傾向もあり、女性が妊娠しにくい環境になっていることを知るべきです。

毛染め剤やシャンプー類も妊娠や胎児に与える影響も取り沙汰されています。産婦人科の看護師さんたちは、妊婦の羊水からシャンプーの臭いがすることを知っているのです。赤ちゃんはシャンプーや毛染め剤の混じった羊水の中で育っているので、最近は生まれながらの心臓疾患などが多いこともうなずける事実であります。

確かに住宅事情や教育問題など子育てにかかる負担を考えると、昔のように子沢山というわけにもいかないのですが、これらの事情だけで少子化が進んでいるとは思われません。

毛染め剤やシャンプー、洗剤、食品添加物、農薬など環境悪化の原因は明らかなはずですが、政府はその根源にメスを入れることなく、『お金をやるからもっと子供を産め』と言う単純な、考えしかないようです。

要するに私たちが選挙で選んだ偉い先生方は、病人を減らすことなど毛頭考えてないということです。もしくは無知なるがゆえに、病気は薬や医者が治すものだと信じ込んでいるのかも知れません。もっとも病人の増える原因を政府の問題にして声を荒げても病気をするのは個人ですから、個人の健康管理が大切なことは言うまでもありません。病気を個人の問題として捉えるとなぜ病気が起こるのか、なぜ病人が増えるのか、なぜ病気が治らないのか、これらを一口で指摘するなら、医学を盲信して、勉強不足が生み出した不幸な結果なのです。

また戦後、日本人の食生活は大きく変わってしまいました。朝はパンにコーヒー、昼は焼肉定食、夜はハンバーグとなればもう日本人の食事とは言えません。これらの欧米化された食生活が、多くの病気を生み出していることは間違いないのですが、昔ながらの和食である野菜や魚の煮付けなどは手間がかかり、主婦は家族の健康より、簡便な料理を好んで作るのです。

食物繊維の少ない動物性食品を多食することにより、やがては病魔に侵されて病院や製薬会社のお得意様になって、医療業界を潤すことになるのです。

私たちは不健康環境に取り囲まれて、毎日のように不健康軍に攻め込まれているのです。

この強力な不健康軍を撃退できるのは、他ならぬ自分の生活習慣を見直すこと以外に、護り切る方法は無いと思わねばなりません。

## 【医薬品の表示と説明】

痛みや病気で苦しんでいる方、長期間の治療を受け続けている方、いつまでも病気が良くならない方にお訊ねしたいと思います。

★傷病に適した治療法を受けていますか？
★今の治療法で治る見込みがありますか？
★今の治療法は副作用の心配はないですか？
★他人任せの治療に甘んじていませんか？
★具体的な自己努力をしていますか？
★生活習慣を正す努力をしていますか？

病気を治すためにはあらゆる角度から疑問を持つことが必要です。最も大切な疑問はあなたが何故病気になったのか原因を解明する事です。

原因がわかればその原因を取り除けばよいのです。人は疑問を持つことから進歩があるのです。

宗教の教祖さまや、お医者さまは問答無用で私の言う事を聞きなさい、信じなさい、任せなさいということが多すぎるのではないでしょうか。

『お前のような素人に説明しても解らないのだから黙って私の治療を受ければ良い』

口に出してこそ言わないまでも明らかに、そのような態度が見え隠れします。

そのことが顕著に現れているのが、投与される医薬品の説明が殆どなされていないという現実です。私は永年食品業界で働いていたので、医薬品と食品を比較して考えてみたいと思います。

例えば皆さんが饅頭やミカンを買いました。

饅頭やミカンには一日何個食べて下さいとか、一回に何個以上食べては駄目ですなどという制限はありません。それは、饅頭やみかんには毒性が無いので制限を設ける必要が無いからです。

一方医薬品は薬という名前の毒薬なので時間、回数、量などが細かく指示されています。

医薬品が本当に薬であるならば、制限など設けず沢山服用すれば良い筈でありますが、誰も怖くて薬を無制限に服用する事など出来ないのです。

また食品には、原材料名、原材料の原産地名、使用しているすべての添加物（甘味料、着色料、保存料、調味料）製造年月日、賞味期限、消費期限など、あらゆる情報を表示する事を義務付けられています。

私たちが食品店で日常的に購入して食べている害毒の少ない食品にさえ、このように厳しい表示が義務付けられているにもかかわらず、適量を間違えれば、死に至ることさえある危険な要素が含まれている医薬品には、なぜ原材料名さえも表示義務が無いのでしょうか。

食品に課せられている製造年月日も、賞味期限も原材料名も表示されていないのです。

病院で注射を受けても、投薬を処方されても何の薬なのか？　その薬の名前は？　いつどこで製造されたのか？　有効期限は？　副作用は？　原材料名は？　その薬の治癒率は？　副作用が出た時の処置など、疑問は山のようにあるのですが、これらの情報は患者に開示されることは殆ど皆無に等しいのが現実です。

最低限でも医療機関は、投与する薬の医薬品添付書に書かれている副作用を患者に説明しなければ故意による傷害罪、殺人未遂あるいは殺人罪に罰せられるに等しい行為を行なっていると思われても仕方がないでしょう。

お菓子や饅頭を買っても、あらゆる表示がなされているにもかかわらず、健康と命にかかわる医薬品にはなぜ表示義務がないのでしょうか。

薬の副作用を隠して投与しなければならない裏には、あまりにも副作用が多いため、正直に開示すれば誰も薬を飲まなくなる恐れがあり、医薬品業界が大打撃を受ける恐れがあるからではないでしょうか。

近頃、食の安全が叫ばれて食品表示が厳しくなったようですが、医療の安全を考えるなら、医薬品の益（効果）害（副作用）を正直、明確に開示するべきであり、病院で処方する医薬品に表示義務や説明義務がないとするならば、法の下でも平等とはいえないのではないのでしょうか。

ある老舗の和菓子メーカーが，製造日を改ざんしたとして，即日商品撤去、営業停止になって大々的にマスコミを賑わしたことがありました。

発覚するまでの長期間にわたり、製造日が改ざんされた商品が流通していたので、この和菓子を食べた消費者は沢山おられると思いますが、誰も被害を訴える人は出てこなかったようです。

極論を云えば、明らかに副作用がある医薬品の内容を開示せず、患者に投与する事が許されるなら、和菓子の製造日など書く必要もないのです。賞味期限は『腐るまで』と書けばよいのです。

# ◆第一六章・幸せの器

## 【幸せになる能力】

世の中には実に様々な考え方を持っている人が居られます。十人十色と言われるように、人は育った環境や教育や思想や職業などにより、考え方も利害関係も異なり、国、宗教、企業、職場、家庭、地域あらゆるところで対立、闘争は永遠に尽きることはありません。百人百様の思想がありますが、幸せでありたい、健康でありたいと願う心だけは間違いなく誰もが共有している思いなのです。

政治や宗教などで相反する思想を持つ人たちでも、幸せになりたい願望はすべての人に共通します。同じ目的を共有しながらもその方法論が違えば対立となります。

幸せとは何なのか、自分は幸せか不幸かと問うならば、幸せと不幸は同居しているように思えるのです。生まれた環境、学歴、職業、経済力、結婚、家庭、健康問題などひとつずつ自己採点すれば、当然満足できる部分と不満足な部分が重複しております。

幸せの基準は人によって異なりますので、同じような境遇でも、幸せな人も不幸な人もいるのです。健康、財産、地位、名誉、これらは幸せを感じる上で確かに大きなウエイトを占める要素であることに違いはありませんが、大富豪といえども必ず幸せとは限らないのです。

不幸にして障害を持って生まれたという表現をよく見聞しますが、障害者イコール不幸という認識も誤りではないでしょうか。

生まれつき身体が不自由な人たちは、健常者に比べると身体的行動において、制約があることは仕方のないことですが、幸せを感じる能力においては、何ら制約はないのです。

いかに五体満足に生まれようとも、幸せを感じる能力の乏しい人に幸せはやってこないのです。

山登りをして、お腹が空いて自然の中で食べる一個のおにぎりに幸せを感じても、フランス料理の豪華ディナーを食べる予定が変更になり、一個のおにぎりを出されると、同じおにぎりにもかかわらず心は不平不満に変わります。

おにぎりが変わったのではなく、受け入れる自分の意識が変わっているのです。

物やお金で求める幸せは、その状況によって、我欲がある限り果てしないのです。

御年八〇歳を超した知人の女性ですが、年がら年中、口を開くと『有り難い、有り難い』と言うのが口癖で、『今日は天気が良いのでありがたい』、雨が降れば『作物が育って有り難い』、人が訪ねてくれれば『こんな婆さんになっても話し相手になってくれて有り難い』『子供や孫が元気で良い子に育ってくれて有り難い』『家族が大事にしてくれて有り難い』と言い、『孫に送ってやる』言いながら、曲がった腰で畑仕事に精を出し、ストレスなど微塵も感じない八八歳の人生を見事に生き抜いたのです。

彼女の葬儀に参列したのですが、その死に顔は微笑んでいるかのような、とても良い顔であったことが印象に残っています。

幸せな人生か否かは、その人の死に様が答えとして出ているような気がするのです。

社会的には名士と呼ばれる地位を手に入れても、経済的に財を成しても幸せとは限らないのです。本当に幸せな人生とは、自分の置かれた環境に左右されるのではなく、幸せを感じる能力の高い人が幸せになれるのです。

結婚相手に『私を幸せにしてください』と求める人が多いそうですが、本当はお互いが、『貴方を幸せにしてあげます』という気持ちで結婚すれば、昨今のように離婚するカップルは少なくなるはずです。
『立つ、座る、今日も歩ける、有り難い』
『見える、聞こえる、今日も話せる、有り難い』
普通の人生、普通の生活が出来れば幸せであり、幸せになりたい人は幸せを感じる能力を磨けば、毎日が幸せな人生を楽しめるのです。

## 【受容能力も氣のハタラキ】

僅かなつまらぬことにストレスを感じる現代人は幸せを感じる能力に乏しく、自分の周囲に意に添わない人がいるとすぐストレスを感じるのです。自分がストレスを感じるということは他人様もストレスを受けているのです。

ストレスの蓄積は取り返しの付かない難病へと結びつくことを知っていただきたいのです。

人の交際には、利害を生じない趣味サークルなどの友人関係から、職場の人間関係、ビジネスで利害が生じる交際まで多種多様であります。

家庭内では家族の交際、一歩外出すれば隣近所の交際、職場では同僚や取引先など、私たちは多種多様な交際を独りで切り盛りしているのです。

毎日多くの人たちと関わり合いながら生活しているのですが、言葉の行き違いや、ささいな一言で腹を立てて関係が悪くなることもよくあります。たとえ親しい間柄でも、相手の言動が気に入らないと腹を立てるのですが、相手の落ち度を指摘すればきりがありません。

心も身体も違う他人ですから、考えや想いが、異なって当然であり、親子や夫婦でも同じ考えを持っていなくて当たり前なのです。人は生まれた環境や、教育、思想、宗教観などで成長と共に自己の性格が確立していきます。

人間は一人では生きられない動物なので、社会生活を円滑に営むためには、人様の考えや性格も受け入れなければならない場面はたくさんあります。こうあらねばならないと、自分の思いを固めてしまっては、他人の考えを受け入れられなくなってしまいます。

自己の考えをしっかり持った上で、人様の意見も受け入れる受容能力が必要となるのです。

受容能力とは、その人の器の大きさ能力ですから、器の小さい人ほどトラブルが大きくなります。受容能力が小さいと自分には甘くなり、小さな事でも他人を赦すことが出来なくて、イライラや腹立ちが収まらず幸せになれないのです。

人の中傷や不平不満、悪口雑言などをまともに聞いていては、毒饅頭を食べているにも似て身体を壊してしまいます。

また自分には直接関係の無い事件や事故などの暗いニュースが、毎日洪水の如く流れてきますが、これらの情報も私たちの心や身体には邪気となって悪影響を与えているのです。

生きている限り、直接的にも間接的にも『毒饅頭をどうぞお召し上がり下さい』と絶えず周囲から差し出され、うっかり食べてしまうために邪気を溜め込んでしまうのです。

こうした毒を食べないようにするのは、丹田に氣を収め自らの心を平安にすることです。毒饅頭を出されても笑って、ご辞退する事が出来るようになります。丹田に氣が集中して心身共に整っている人には、相手も再び毒饅頭を出さなくなるはずです。もし毒饅頭を出された場合のお返しには、愛と感謝の言葉をご馳走してあげればよいのです。

私が交通事故で極限まで人を憎んでいた時の心の状態は、自分で毒饅頭を製造して毎日たくさん食べていたようなものです。

この時『赦すことは神の心です』と諭してくれた人の導きで、心の大切さを学ぶご縁が出来て生まれ変われたことが私の最大の幸せでした。

人は物やお金で真の幸せを得る事は出来ません。幸せは自分の心の中に育てるものです

健康もお金も幸せの条件に含まれる一因ではありますが、すべてではありません。

本当の幸せは、貧しくとも身体が不自由でも、誰もが幸せになることが出来るのです。

生きている限り私たちは幸せに囲まれて生活をしているのです。朝目覚めれば、心臓が動いている、呼吸をすれば空気も吸うことが出来る、光熱費も支払っていないのに、太陽は熱と光を無償で私たちに恵んでくれるのです。なんと幸せなことではありませんか。

私たちの周りに幸せはいっぱい溢れているのです。幸せを感じる能力を磨かなければ幸せにはなれません、愛と感謝の心が幸せを呼ぶことが出来るのです。

最近はともすれば他人の幸せを犠牲にして己の幸せを奪い取る風潮がありますが、正しい幸せとは自他共に幸せを感じられてこそ本当の幸せではないでしょうか。

周囲の状況で幸不幸を一喜一憂することなく、幸せを感じる能力を養うことにより、いつでも幸せになることが可能であります。

いつも心が安らいでいる事こそ、本当の幸せだと思うのであります。受容能力の器を大きくするには、丹田に氣を集めると、『肚が座り』心と体が調和します。

心身の調和が受容の器を大きくして、怒りや恨みの心を鎮めてくれるのです。

## 【人生最後は潔く】

人は生まれた時から、刻々と死に向かって生きているのです。死は何人も必ず受け入れねばならない事実でありながら、なぜ人は死を忌み嫌う

のでしょうか。

人生には沢山の節目があります。死も人生の卒業という節目の一つに過ぎないと思えば必ずしも悲しいとは限らないのです。誕生、入学、卒業、就職、結婚、退職などその殆どは、祝い事として周囲から祝福を受けるのが慣わしであります。

それらの祝い事は、周囲も自分も楽しみにして、その日を迎えることでしょう。

ご馳走を食べる、旅行に行く、欲しい物を買うなど、人生には様々なお楽しみメニューが満載されております。その時々の年齢に応じて、楽しみも変わりますが、楽しみを楽しみとして、満喫できるのも健康があればこそではないでしょうか。

ここまで健康の大切さや、健康への提案を書かせていただきましたが、子育ても終わり、仕事もリタイアして、自由な身となって、旅行や好きな趣味などを楽しむ事ができる年齢になったにもかかわらず、病気になってしまっては、人生の最終章があまりにも悲しいではありませんか。

映画や小説の世界では、前編、中編では辛く悲しくとも、最後はハッピーエンドになることが多いのですが、現実の世界では最終章が悲しく、病弱、貧困、寝たきり、独居、など悲しいパターンが多すぎると思うのです。

人生を前編、中編、後編に分類すれば前編は成長の時代、中編は実りの時代、後編は楽しむ時代（収穫の時代）でありたいのものであります。

後編を楽しむ時代にするためには、前編、中編での不健康生活を慎まねばなりません。

皆様は、『人生で最大の楽しみは？』と聞かれたら何とお答えになりますか？

私は親しい人に、時々この質問をしてみます。『大きな家に住みたい、お金持ちになりたい、健康になりたい。海外旅行に行きたい、美味しいものを食べたい』などなど答えは千差万別ですが、これらの願望はすべてこの世的な欲望であり、人生最大の楽しみというには少し物足らなく思うのです。

私は人生最大の楽しみは『死ぬ』ことですと答えております。お断りしておきますが、早く死にたいということではありません。

私も寿命のある限り、一日でも長く生きて、ささやかながらも社会のお役に立ちたいと願っているのですが、望むと望まざるにかかわらず、死は間違いなくすべての人に必ず訪れます。

私は、三七歳のとき交通事故に遭ったことで、あの世の存在を確信するようになりました。

あの世の存在が確信出来てからは、いつか心の故郷に帰る日がやって来る、それがあの世への旅立ちの日であり、この世的には死と呼ばれている、この世の卒業に過ぎないと思えるようになったのです。死はこの世の卒業と、あの世への誕生が同時に行なわれる二重の祝福だと思っています。

旅行なども楽しみの一つですが、一度も行った事がない外国でも、パンフレットやテレビなどで、おおよその情報を知る事ができます。

それに引き換えて、あの世はパンフレットもテレビ中継もありませんので、あの世がどんな世界であるかは自分で行く以外に、知る方法がないのです。臨死体験の情報も、宗教家が教える死後の世界も、所詮は人様の話であり、自分で体験する以外に確認することは出来ないのですから、やがて未知の世界に行くことが出来ると思えば、死ぬ事は人生最大の楽しみと思っているのです。

神様は私たちに人生最大の楽しみを、人生の最後に味わうことが出来るように、すべての人が平等に、この地上界を去ることを許してくれているのです。お世話になった人達に、『有り難う』とお別れをして、この世に執着を残さず潔く、本当の自分である【ひかりの身体】に乗って、暗い世界に寄り道をしないように、真っ直ぐ光明の世界に還りたいと願うものです

# ◆あとがき

最近は書店に行けば気に関する書物が沢山並んでおります。私も氣に興味を持ってからは沢山の書物を購読いたしました。今から思えばあまり役に立った書物は少なかったように思います。

その内容はやたらと難解な言葉で書かれているものや、中国気功の歴史の説明などが多く述べられていました。氣の実技を学ぶと言うより知識を重視した内容であり、実際に氣を理解出来る教本は少ないようです。また神の啓示があったとか、雷に打たれた衝撃から氣が開花したとか神秘的な内容を強調している内容もありました。

神の啓示がなければ氣を会得できないとすれば、一般的には神の啓示を受ける人などないに等しいのですから、氣を習得できない事になります。

山に籠り滝に打たれて修行しなければ氣を会得できないとすれば、現代人は、そんな辛い修行などする人がいなくなります。

私の持論は『普通の人が普通の生活をしながら少しの訓練さえすれば氣は会得できます』と言い続けております。私の体験から氣は誰でも出来る、人間として当たり前の能力であると思っております。氣は誰でも持っている、人間に備わった潜在能力なのですから書道や剣道を習うのと同じように、また自転車に乗るがごとくに、誰でも練習すれば習得することが出来て、継続すればさらに上達することが出来るのです。

少なくとも本書を手に取られた皆様は、健康問題、あるいは氣というものに興味がおありだと思われます。私は氣康を指導していながらも、氣康だけが絶対などとは思っておりません。氣康も健康になるためのひとつの手段に過ぎません。この病気には，この治療法と学問でマニュアル化された手法だけで必ず病気が治るとは限りません。

患者さんにとっては、方法よりもより確実に安全に治ることが希望なのです。

全国には大小の病院、医院がありながらも街中には資格の有無にかかわらず、民間療法の治療院が溢れるほど営業しております。

正規の医療機関が充実しているにもかかわらず、沢山の患者さんが、何故こうした民間療法を選んで診療を受けるのでしょうか?

そこには治癒力を無視して、強引に症状だけを押さえ込もうとする、対処療法の対する限界が見え隠れするのです。近年高齢者の医療問題や保険制度、保険財源の不足など深刻な問題が山積しております。病院不足、医療従事者不足なども問題視されていますが、最善の解決策は病人を減らせば、すべてが解決できるのです。

世界中の人々が氣を習得して健康意識を高める事で病気を減らし、病人を減らして楽しい人生を過ごしていただきたいと願うものです。

本書は仕事や病気、怪我、氣康など私がこれまでに体験した様々な出来事や気付きを随時書き溜めたものを、編集しましたので氣康という狭い視野から離れて、健康全般に触れております。

最後までお読みいただきありがとうございました。皆様の人生が『健康ありがとう』の言葉にふさわしく輝いてくださることを祈念いたします。

『健康』は幸せの礎
『健康』は人類共通の願い
『健康』は社会の宝
『ありがとう』は幸せの言葉
『ありがとう』は感謝の言葉
『ありがとう』は喜びの言葉
『健康ありがとう』は生命輝く言葉

# 著者経歴

氏名　岡田蔭　國男（おかたかげ・くにお）

１９４５年生　徳島県美馬市木屋平出身

１８歳　急性肝炎で半年間の入院療養生活を体験、病気への反省から自然食をはじめ、各種健康法や手技療法の勉強と研究を続けている。

１９歳　体力創りのために始めた合気道で氣の存在を知り、氣は筋力を超えた不思議な力があり、氣を様々な傷病の治療に活かす事が出来ることを見聞して、氣の療法に興味を持つようになる。

３７歳　交通事故に遭い不思議体験から死後の世界があることを知り、死生観が変わり精神世界の勉強をする。またその頃より独学で氣のヒーリングを行う傍ら、気功、整体術、オステオパシー、呼吸法、操体法などを学び、多方面から氣ヒーリング法を研鑽する。

５８歳　２０年に及び無料で氣のヒーリングを積極的に行い、多くの治癒例から得たヒーリング法は、内臓系、骨格系、筋肉系などあらゆる傷病に対応することが出来る独自の氣康療法として確立する。

（２００４年・５８歳）

氣康専門道場・泉の会氣康道場を開設して氣康法の指導と研究に専念。
氣康体操、肺活呼吸、足芯呼吸、活整運動、操氣法、ヒーリング法など独自の氣の鍛錬法や理論を含め、その名称を【活整氣康法】と呼称する。

（２００６年）広島氣康教室を開設する。

泉の会では氣康法の指導と希望者に氣康ヒーリングを行っている。
大阪本部道場の他、広島教室を拠点として氣康教室を開催している。

泉の会・活整氣康道場

著作/発行　有限会社・泉　代表　岡田蔭國男

ホームページ活整氣康道場で検索してください

# 健康ありがとう《活整氣康で甦る心と身体》

2015年１月30日　初版発行
2020年11月20日　第2刷発行

著者　岡田蔭 國男

定価1,980円（本体1,800円+税180円）

発行所　株式会社　三恵社
〒462-0056 愛知県名古屋市北区中丸町2-24-1
TEL 052 (915) 5211
FAX 052 (915) 5019
URL http://www.sankeisha.com

乱丁・落丁の場合はお取替えいたします。

ISBN978-4-86487-310-9 C1033 ¥1800E